EL
RECETARIO
ANTI-GASTRITIS

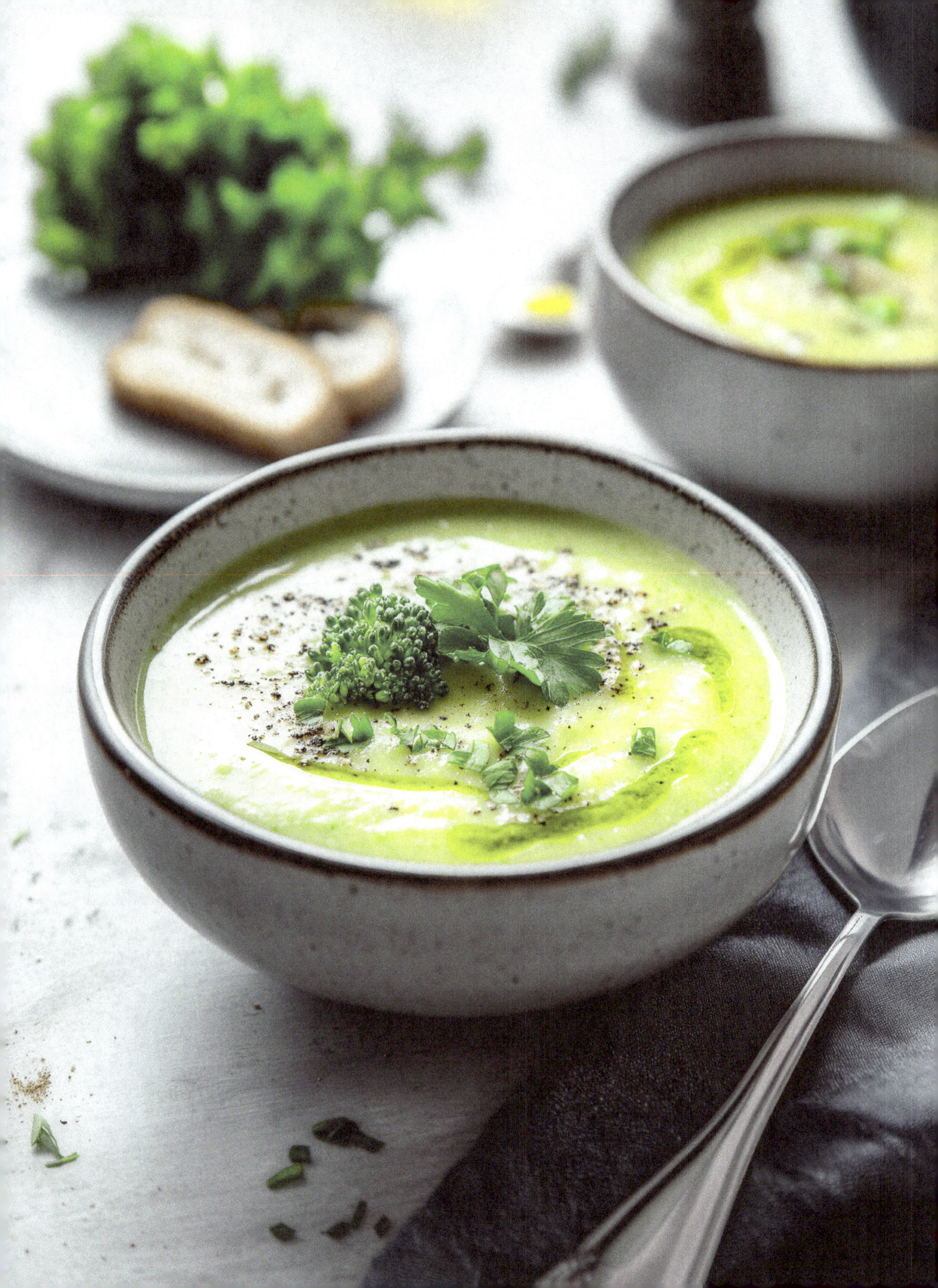

EL
RECETARIO
ANTI-GASTRITIS

125 Recetas Deliciosas para Calmar
la Gastritis y Sanar tu Estómago
sin Renunciar al Sabor

L.G. CAPELLAN

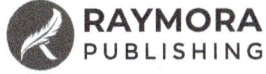

RAYMORA PUBLISHING

Publicado por Raymora Publishing LLC.

ISBN: 979-8-9926923-7-2

Al espíritu resiliente de cada persona que lucha contra la gastritis: que este libro te aporte consuelo y sanación.

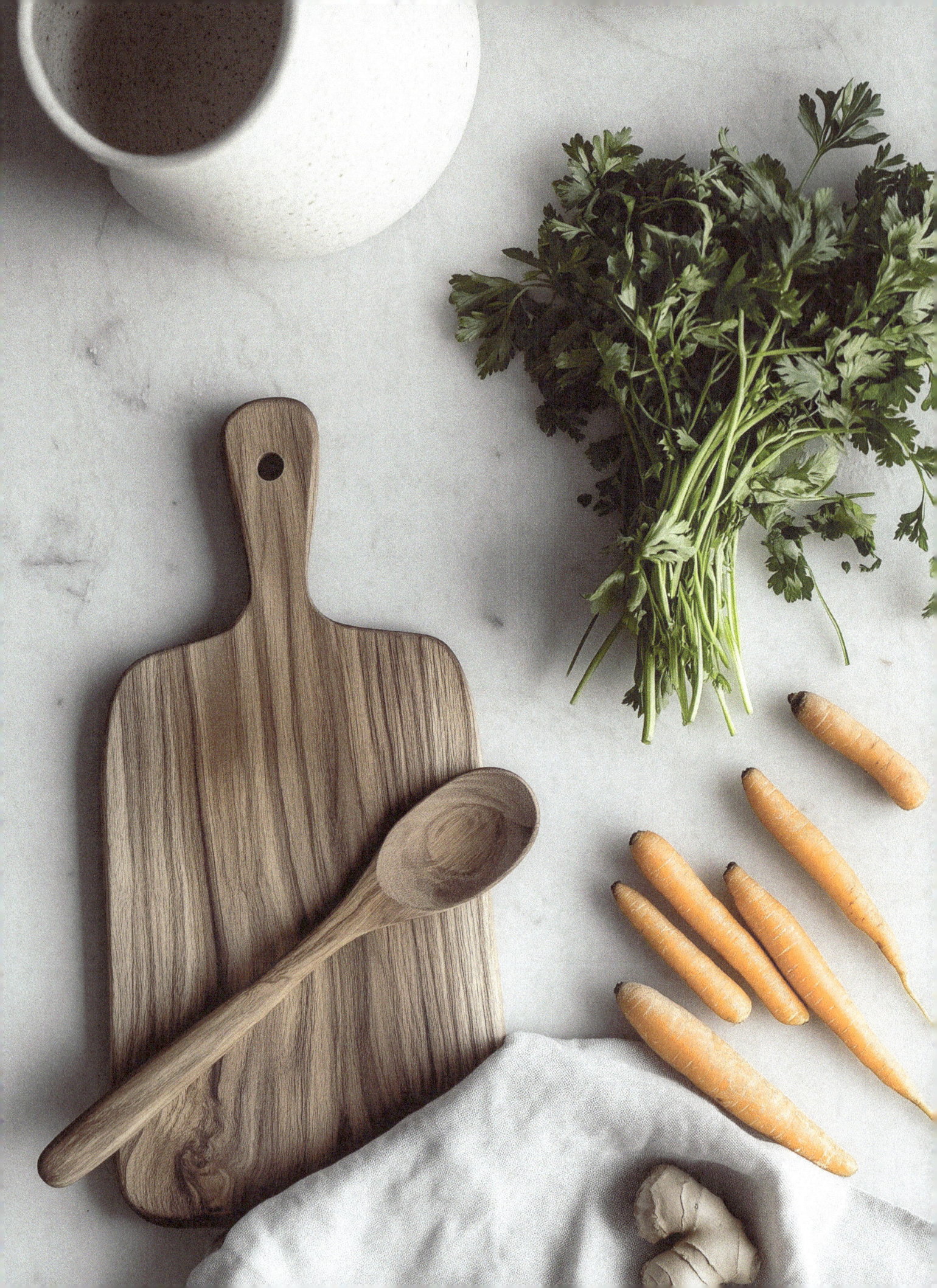

CONTENIDO

INTRODUCCIÓN

Cuando me diagnosticaron gastritis por primera vez, recuerdo sentirme abrumado mientras revisaba interminables listas de alimentos a evitar. Parecía que todos mis platos favoritos estaban repentinamente prohibidos, y el placer de comer se convirtió en miedo a la hora de sentarse a la mesa. Mi cocina, que siempre había sido un lugar de confort y creatividad, ahora parecía un campo minado donde cada ingrediente amenazaba con causar dolor.

Aún podía recordar vívidamente los olores del ajo salteándose, el chisporroteo de las cebollas en aceite caliente y el reconfortante aroma de canela emanando del horno: estos eran los aromas que antes daban vida a mi cocina. De pie en esa misma cocina, ahora rodeado por los recuerdos de aquellas deliciosas comidas, sentí una profunda sensación de pérdida. Los ingredientes que habían inspirado mi cocina ahora acumulaban polvo en mis estanterías.

Cada hora de la comida se convertía en un recordatorio constante de los alimentos que debía evitar. Había un silencio casi palpable mientras preparaba otra comida insípida más, echando de menos los animados sonidos de la fritura. Todo lo que oía era el suave sonido de un cuchillo cortando verduras hervidas y pechuga de pollo sin sabor. Mi mesa de comedor, que solía estar llena de charlas familiares y risas, ahora presenciaba cenas silenciosas y solitarias donde el único sonido era el de mi tenedor y cuchillo contra el plato.

A medida que las semanas se convertían en meses, las restricciones dietéticas comenzaron a afectar más que solo mi salud física; empezaron a desgastar mi bienestar emocional y mi vida social. Me encontraba rechazando invitaciones para comer fuera con un corazón educado, pero apesadumbrado. Con el tiempo, mis amigos dejaron de preguntar, y me sentí deslizándome hacia el aislamiento, retirándome cada vez más a un mundo moldeado por mi gastritis.

Una tarde particularmente sombría, mientras estaba sentado en la mesa de mi cocina frente a otra comida insípida y poco inspiradora, llegué a mi límite. Las verduras blandengues y las sopas aguadas me miraban fijamente, un desafío que ya no estaba dispuesto a aceptar sin luchar. En ese momento de desesperación, un pensamiento rebelde se encendió dentro de mí. ¿Por qué la gastritis debería condenarme a una vida sin sabor? ¿Realmente no existía un equilibrio entre la salud y el disfrute?

Impulsado por la desesperación y un profundo anhelo por los sabores que extrañaba, decidí aventurarme de nuevo en el mundo de la cocina, pero con un nuevo enfoque. Repasé cada consejo nutricional sobre gastritis que pude encontrar, decidido a entender no solo lo que no podía comer, sino por qué. Armado con este conocimiento, comencé a experimentar. Si el ajo estaba descartado, ¿podría una pizca de asafétida proporcionar ese toque intenso? Si el limón era demasiado ácido, ¿podría la ralladura de limón añadir un sutil toque cítrico a mis platos? Experimenté incansablemente, mezclando, sazonando y probando, transformando cada ingrediente "seguro" en parte de una experiencia culinaria más rica.

Poco a poco, convertí mi cocina de un lugar de restricciones a un espacio para aventuras culinarias. Cada receta que dominaba se sentía como una victoria, y cada comida se convertía en una celebración de la alegría que había recuperado. Este libro de cocina es la culminación de ese viaje. Es más que solo una colección de recetas; es un manifiesto para recuperar tu cocina, un plato apto para la gastritis a la vez.

¿Por Qué este Libro de Recetas?

Tras la publicación de mi obra anterior, *El Protocolo Anti-Gastritis*, que estableció la base fundamental para tratar la gastritis, me di cuenta de la necesidad de un recurso más práctico adaptado a la cocina. Este libro de cocina satisface esa necesidad: un compañero práctico diseñado para llevar los principios del libro anterior a tu cocina, transformándolos en comidas deliciosas y sanadoras. Sirve como un puente desde la comprensión de la gastritis hasta vivir activamente bien con ella, proporcionando recetas que complementan los consejos dietéticos y las ideas de la obra anterior.

Mientras combinaba conocimientos médicos con creatividad culinaria, mi objetivo era claro: empoderarte para tomar el control de tu gastritis con cada comida que prepares. Este libro de cocina trata de convertir las restricciones dietéticas en oportunidades para la exploración gastronómica, asegurando que nunca te sientas privado, incluso mientras sigues una dieta estricta. Al ofrecer recetas que minimizan la irritación estomacal, también te permite experimentar de manera segura con nuevos sabores y platos, ampliando tus opciones dietéticas y mejorando tu disfrute de la comida.

Además, este libro de cocina trata sobre algo más que simplemente controlar los síntomas: se trata de enriquecer tu vida. Está elaborado para ayudarte a reconectar con la alegría de cocinar y comer, transformando la hora de las comidas en una oportunidad para la celebración y la conexión. Cada receta te invita a redescubrir el placer de la creación culinaria, convirtiendo las posibles limitaciones en una fuente de continuo deleite culinario.

Basándose en los cimientos establecidos por mi libro anterior, este libro de cocina pretende proporcionarte las herramientas no solo para manejar tu afección, sino también para prosperar a pesar de ella. Ya sea que estés navegando por sensibilidades alimentarias, buscando variedad o simplemente queriendo disfrutar de comidas deliciosas y seguras, este libro de cocina te guía a través de cada paso, garantizando un enfoque más rico y sabroso para una dieta amigable con la gastritis.

Acerca de las Recetas

EN ESTE LIBRO, ENCONTRARÁS MÁS DE 125 RECETAS APTAS PARA LA GASTRITIS PARA CADA COMIDA DEL DÍA.

Estas recetas están especialmente diseñadas para adaptarse a las diferentes etapas del manejo de la gastritis, asegurando que tengas opciones adecuadas tanto si buscas alimentos suaves y curativos como si pretendes mantener tu salud digestiva durante las fases más estables.

Cada plato ha sido meticulosamente elaborado para ser tanto sin gluten como sin lácteos, adaptándose a las sensibilidades dietéticas comunes y ampliando significativamente su idoneidad para diversas necesidades alimentarias.

Para ayudarte a navegar fácilmente por el libro de cocina e identificar con precisión las recetas según la fase de tu dieta, hemos introducido indicadores visuales intuitivos:

- **RECETAS DE FASE DE CURACIÓN** Estas están marcadas con una línea verde ——— debajo de sus nombres. Las recetas de esta categoría están formuladas para ser suaves con el estómago, ayudando en el proceso de curación al minimizar la inflamación. Son ideales para aquellos que están experimentando síntomas activos o que se encuentran en las primeras etapas de su plan de tratamiento.

- **RECETAS DE FASE DE MANTENIMIENTO** Estas presentan una línea amarilla ——— debajo de sus nombres. Estas recetas son adecuadas para personas que han superado la fase aguda de la gastritis y están centradas en mantener su salud. Están diseñadas para continuar apoyando la salud estomacal sin las estrictas limitaciones requeridas durante la fase de curación.

Estos marcadores visuales aseguran que puedas encontrar rápida y fácilmente las recetas que mejor se adapten a tus necesidades en cualquier momento. Desde desayunos nutritivos hasta cenas deliciosas, cada receta está elaborada para ser segura y reconfortante, a la vez que añade variedad y disfrute a tu dieta.

PARTE UNO

EMPEZANDO

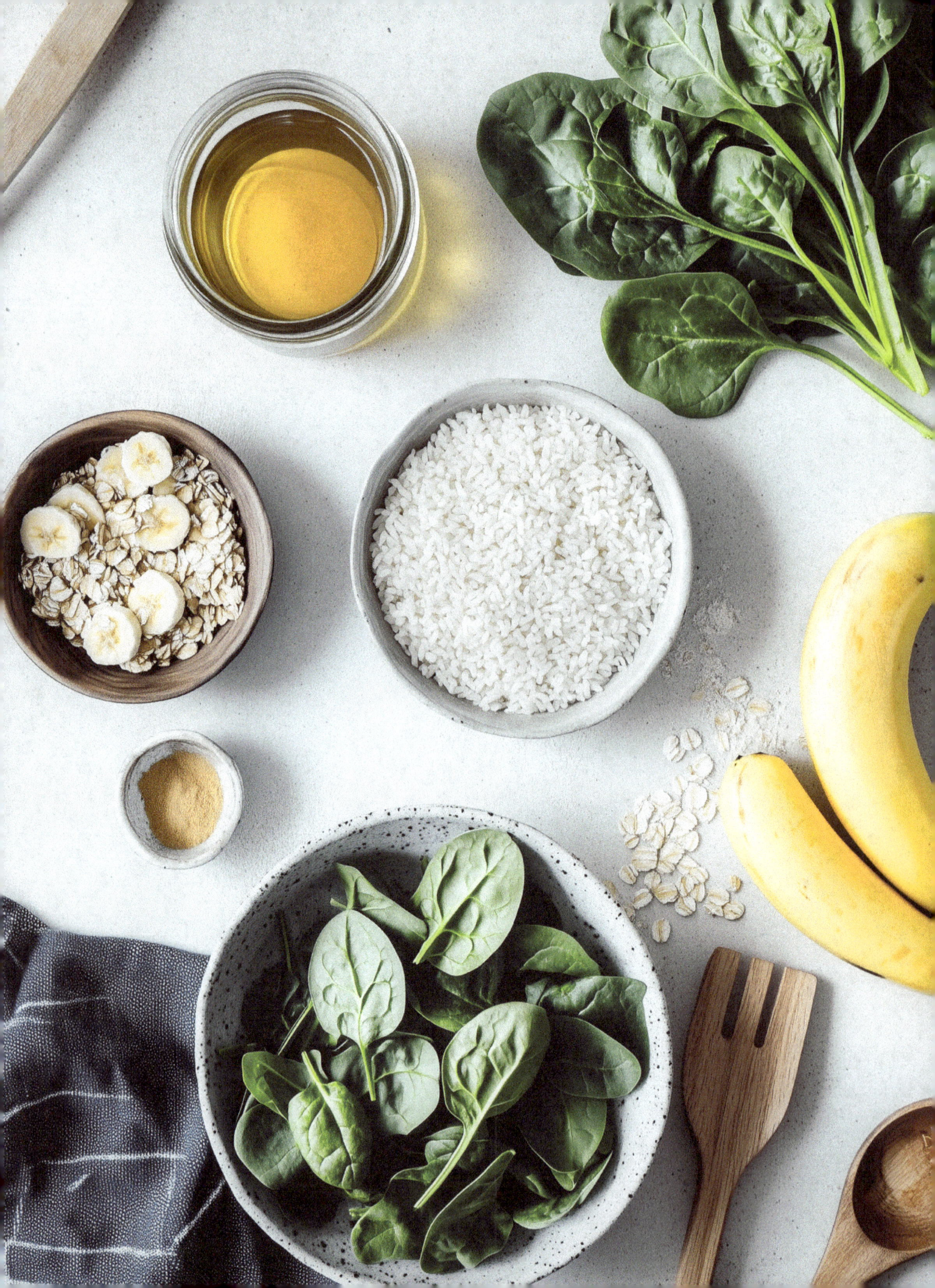

Capítulo Uno

LOS FUNDAMENTOS DE UNA DIETA AMIGABLE CON LA GASTRITIS

Navegar por el mundo de la alimentación cuando se padece gastritis puede sentirse como caminar por un campo minado. Cada comida, cada bocado, encierra potenciales consecuencias que pueden aliviar o agravar tu estómago. Por eso, una comprensión profunda de la gastritis y su manejo dietético no es solo útil, es esencial.

La gastritis, una inflamación del revestimiento estomacal, puede desencadenarse por diversos factores, incluyendo ciertos medicamentos, infección por H. pylori, alcohol, estrés y hábitos alimenticios irregulares. Si bien abordar la causa principal es crucial para controlar la enfermedad, seguir una dieta adecuada para la gastritis es igualmente importante para un tratamiento eficaz.

La dieta para la gastritis enfatiza evitar alimentos conocidos por desencadenar síntomas o causar malestar estomacal, como alimentos picantes, ácidos, fritos, grasos, procesados y comida rápida, junto con alcohol, refrescos y cafeína. En contraste, una dieta favorable para la gastritis debe priorizar alimentos bajos en acidez, blandos y antiinflamatorios. He aquí por qué:

- **BAJA EN ÁCIDOS** El objetivo principal de adoptar una dieta baja en ácidos es minimizar la activación del pepsinógeno en pepsina —una enzima digestiva que puede exacerbar la irritación estomacal cuando es activada por alimentos ácidos como tomates, cítricos y aderezos a base de vinagre. En personas con tejidos gástricos inflamados, esto puede provocar un aumento del malestar y prolongar los tiempos de curación. Al reducir la ingesta de alimentos ácidos, una dieta baja en ácidos ayuda a crear un entorno más propicio para la curación, desalentando la activación de la pepsina.

- **BLANDA** Una dieta blanda es esencial para facilitar una digestión más sencilla, lo que resulta especialmente beneficioso para personas con gastritis. Esto incluye alimentos que son blandos, no muy condimentados y bajos en grasa, como patatas hervidas, verduras al vapor y carnes magras como pechuga de pollo o pavo. El propósito principal es reducir la carga del sistema digestivo, permitiendo que el estómago se cure sin el estrés adicional de descomponer alimentos complejos o picantes que pueden causar irritación.

- **ANTIINFLAMATORIA** Los beneficios de consumir alimentos antiinflamatorios son múltiples. No solo ayudan a reducir la inflamación inmediata típica de la gastritis, sino que también refuerzan la salud general y la resistencia del sistema digestivo. Por eso es crucial incorporar frutas y verduras ricas en antioxidantes en una dieta apta para la gastritis, ya que calma el tracto gastrointestinal y apoya los procesos naturales de curación del cuerpo.

En las siguientes secciones, profundizaremos en estos principios dietéticos en detalle. Descubrirás qué alimentos ayudan en tu proceso de curación y aprenderás por qué ciertos alimentos comunes pueden ser perjudiciales para quienes padecen gastritis. Armado con este conocimiento, estarás mejor equipado para manejar tu condición de manera efectiva, lo que conducirá a un sistema digestivo más saludable y un estilo de vida más cómodo.

Las Diferentes Fases de la Dieta para la Gastritis

El manejo de la gastritis a través de la dieta implica distintas fases, cada una adaptada para abordar las necesidades específicas del proceso de curación y el manejo a largo plazo de la condición. Existen dos fases principales: la fase de curación y la fase de mantenimiento. Comprender estas fases es crucial para navegar eficazmente por tus elecciones dietéticas, lo que facilitará la recuperación y ayudará a mantener la salud gastrointestinal a largo plazo.

FASE DE CURACIÓN

La fase de curación es crítica para aquellos recién diagnosticados con gastritis o quienes experimentan síntomas severos. Esta etapa inicial se centra en calmar el revestimiento estomacal, reducir la inflamación y fomentar un entorno propicio para la curación. Es un momento para el manejo cuidadoso de la dieta y ajustes en el estilo de vida para dar a tu cuerpo el apoyo que necesita para recuperarse.

- **ENFOQUE DIETÉTICO** Incorpora alimentos que sean especialmente suaves para el estómago para apoyar tu curación durante la fase inicial crítica de la gastritis. Esto incluye una selección de alimentos blandos, fáciles de digerir y bajos en ácidos que no irritarán el revestimiento estomacal.

- **EVITAR** Evita estrictamente irritantes como alcohol, cafeína, alimentos picantes, verduras irritantes y frutas ácidas (especialmente con el estómago vacío). Además, es aconsejable evitar productos lácteos y alimentos grasos, ya que pueden exacerbar los síntomas.

- **OBJETIVO** El objetivo durante esta fase es minimizar la irritación e inflamación estomacal para permitir que el revestimiento del estómago se recupere más rápidamente. Esto puede requerir una dieta altamente restrictiva, dependiendo de la gravedad de los síntomas y las reacciones individuales a diferentes alimentos.

FASE DE MANTENIMIENTO

Después de controlar con éxito los síntomas iniciales de la gastritis, la fase de mantenimiento juega un papel crucial en el manejo de la condición a largo plazo y en la prevención de su recurrencia. Esta etapa marca una transición desde un control dietético estricto hacia un enfoque más equilibrado, donde el objetivo es la salud estomacal sostenida.

- **ENFOQUE DIETÉTICO** Reintroduce gradualmente una gama más amplia de alimentos mientras monitorizas la respuesta del cuerpo. Esta fase sigue enfatizando alimentos que promueven la salud digestiva, pero permite más flexibilidad. Puedes comenzar lentamente a incluir más verduras fibrosas, frutas con un pH inferior a 5, y posiblemente pequeñas cantidades de alimentos que estaban prohibidos durante la fase de curación.

- **OBJETIVO** El objetivo es mantener una dieta que apoye la salud estomacal continua y prevenga la agravación de los síntomas de gastritis. Esto implica un enfoque personalizado, ajustando las elecciones dietéticas basadas en la retroalimentación continua de tu cuerpo. Se trata de encontrar un equilibrio que te permita disfrutar de una dieta variada mientras mantienes tu gastritis bajo control.

Al navegar estratégicamente por estas dos fases, puedes manejar eficazmente tu condición, reducir síntomas durante los brotes y mantener tu salud digestiva a largo plazo. Se recomiendan consultas regulares con un profesional sanitario o dietista para adaptar la dieta adecuadamente y asegurar que se satisfagan las necesidades nutricionales durante cada fase.

Alimentos Desencadenantes para Eliminar y Evitar

Cuando se trata de manejar la gastritis a través de la dieta, existe un amplio espectro de alimentos que debes evitar y eliminar. Sin embargo, es crucial reconocer que la gastritis afecta a las personas de manera diferente, lo que significa que lo que podría desencadenar síntomas en una persona podría ser tolerable para otra. Por lo tanto, es esencial categorizar los alimentos en grupos distintos: alimentos que debes eliminar y aquellos recomendados para evitar.

ALIMENTOS QUE DEBES ELIMINAR

Esta categoría incluye alimentos que generalmente tienen un alto potencial para irritar el estómago y exacerbar los síntomas de la gastritis, independientemente del individuo. Estos alimentos dañan directa o indirectamente el revestimiento del estómago al aumentar la secreción de ácido o causar irritación. Aquí hay una lista de alimentos que deberías considerar eliminar de tu dieta:

- **ALCOHOL** Todos los tipos de bebidas alcohólicas, incluidas cerveza, vino y licores, pueden irritar e inflamar el revestimiento del estómago. El alcohol puede debilitar la capa protectora de mucosa del estómago, haciendo que los delicados tejidos sean más vulnerables al ácido. La cerveza y el vino tienen el efecto adicional de aumentar la producción de ácido estomacal, agravando el riesgo de irritación y conduciendo a síntomas más severos de gastritis.[1]

- **CAFÉ Y OTRAS BEBIDAS CON CAFEÍNA** La cafeína es un potente estimulante que puede provocar un aumento en la secreción de ácido estomacal. El consumo regular de café, té y otras bebidas con cafeína puede contribuir al malestar gástrico al intensificar la producción de ácido, agravando así la condición de quienes padecen gastritis.[2]

- **ALIMENTOS PICANTES E IRRITANTES** Ingredientes como pimientos picantes, chile, pimienta negra o roja, salsa picante, cebollas y ajo son notorios por agravar el revestimiento del estómago. Estos alimentos pueden causar una sensación de ardor y provocar inflamación en un estómago ya sensible. Condimentos como kétchup, mayonesa y mostaza también entran en esta categoría porque a menudo contienen vinagre y especias que pueden desencadenar síntomas.

- **ALIMENTOS ALTAMENTE ÁCIDOS** Incluyen cítricos, tomates y alimentos fermentados como chucrut y encurtidos a base de vinagre, todos conocidos por su alta acidez. Estos alimentos pueden activar la pepsina, una enzima en el estómago que, cuando está activa, puede contribuir a la degradación del revestimiento estomacal, exacerbando la inflamación y el dolor. (Más adelante, discutiremos cómo consumir algunas frutas ácidas de forma segura).

- **REFRESCOS Y BEBIDAS GASEOSAS** La carbonatación en los refrescos y otras bebidas gaseosas introduce ácido carbónico en el estómago. Además, estas bebidas a menudo contienen otros acidulantes como ácido cítrico y ácido fosfórico, que pueden activar aún más la pepsina e irritar el revestimiento gástrico, provocando un aumento de los síntomas de gastritis.

- **VINAGRE** El vinagre, ya sea de manzana, balsámico o de vino tinto, es altamente ácido. Su consumo puede aumentar significativamente la actividad de la pepsina, que a su vez puede agravar la inflamación en el revestimiento del estómago, empeorando los síntomas de gastritis.

- **CHOCOLATE** El chocolate contiene una sustancia llamada metilxantina, que relaja el esfínter esofágico inferior (EEI). Esta relajación puede permitir que el ácido estomacal escape al esófago, causando reflujo ácido. Además, la metilxantina estimula al estómago para producir más ácido, una doble amenaza para quienes padecen gastritis.[3]

Eliminar estos alimentos de tu dieta puede ser un paso crucial para manejar la gastritis y reducir los brotes. Aunque pueda parecer restrictivo, es necesario evitar este tipo de alimentos para iniciar el proceso de curación de tu estómago. Además, con las estrategias y sustituciones adecuadas, aún puedes disfrutar de una dieta variada y satisfactoria sin los alimentos que desencadenan tus síntomas.

ALIMENTOS QUE SE RECOMIENDAN EVITAR

Esta categoría incluye alimentos que pueden no afectar a todos los que padecen gastritis, pero que comúnmente son conocidos por causar malestar gastrointestinal. Por lo tanto, es mejor limitarlos o evitarlos por completo durante la fase inicial de manejo de la gastritis. Estos alimentos incluyen:

- **PRODUCTOS LÁCTEOS** Aunque algunas personas podrían tolerar opciones lácteas bajas en grasa como yogur desnatado, leche desnatada y ciertos quesos bajos en grasa, la mayoría de los productos lácteos contienen beta-caseína A1, una proteína que estudios recientes sugieren puede agravar los síntomas gastrointestinales y contribuir a la inflamación intestinal.[4]

- **ALIMENTOS CON GLUTEN** El gluten, una proteína que se encuentra en el trigo, la cebada y el centeno, puede desencadenar respuestas inflamatorias y contribuir al malestar digestivo y la exacerbación de síntomas gastrointestinales en algunas personas. Las fuentes comunes de gluten incluyen pan, pasta, cereales y productos horneados.[5]

- **GRANOS INTEGRALES, JUDÍAS Y LEGUMBRES** Aunque estos alimentos son ricos en fibra y nutrientes esenciales, pueden ser un desafío para quienes padecen gastritis. Su alto contenido en fibra puede provocar un aumento en la producción de gas, hinchazón y malestar estomacal.

- **ALIMENTOS FRITOS Y GRASOS** Debido a su alto contenido en grasa, estos alimentos tienden a ralentizar el vaciado gástrico, lo que puede aumentar la probabilidad de reflujo ácido e irritación estomacal. Es aconsejable evitar alimentos como pollo frito, patatas fritas y otros alimentos grasos y poco saludables.

- **ALIMENTOS PROCESADOS** A menudo altos en aditivos y bajos en valor nutricional, los alimentos procesados pueden desencadenar inflamación y exacerbar síntomas digestivos. Evitar productos como sopas enlatadas, cenas congeladas y aperitivos procesados puede ayudar a reducir estos efectos negativos.

Evitar estos alimentos comúnmente problemáticos durante la fase inicial del manejo de la gastritis puede ayudar significativamente al alivio de los síntomas y promover la curación. A medida que avanza la curación, algunos de estos alimentos pueden reintroducirse con moderación, pero comenzar con un enfoque cuidadoso ayuda a establecer las bases para una salud digestiva a largo plazo.

Alimentos Amigables con la Gastritis para Consumir

Incorporar los alimentos adecuados en tu dieta es crucial para manejar la gastritis y apoyar el proceso de curación. Al centrarte en opciones que son suaves para el estómago, puedes ayudar a reducir la inflamación y favorecer tu camino hacia la recuperación. Aquí hay algunos alimentos para incluir:

- **FRUTAS BAJAS EN ÁCIDOS** Incluye plátanos, papaya, melones, sandía, pitahaya, peras Bosc y asiáticas, y dátiles Medjool y Deglet, que son menos ácidas y ricas en antioxidantes. Las frutas ácidas como bayas, mangos, melocotones y manzanas generalmente no se recomiendan, especialmente con el estómago vacío. Sin embargo, su acidez puede neutralizarse en batidos preparados con leches vegetales como la de almendra o coco.

- **VERDURAS COCINADAS** La mayoría de las verduras son adecuadas, con la excepción de tomates, ajo y cebollas. Siempre cocina las verduras para hacerlas más suaves para el estómago, y evita las verduras crudas inicialmente, ya que pueden ser duras para el revestimiento estomacal y más difíciles de digerir.

- **PROTEÍNAS MAGRAS** Pechugas de pollo o pavo sin piel, pescado blanco, claras de huevo y tofu son excelentes fuentes de nutrientes esenciales y aminoácidos mientras son bajas en grasa, lo que ayuda a prevenir la agravación de síntomas de gastritis. Dependiendo de tu tolerancia, también podrías incluir pequeñas cantidades de opciones ligeramente grasas, como salmón o yemas de huevo, siempre que estén preparadas de manera suave.

- **CEREALES SUAVES** La avena de cocción rápida o instantánea y el arroz blanco son preferibles entre los cereales ya que contienen menos fibra, lo que los hace más fáciles de digerir. Estas opciones tienen menos probabilidades de irritar el estómago y pueden proporcionar una fuente calmante y fácilmente digerible de carbohidratos.

- **TUBÉRCULOS** Patatas, boniatos, ñames, yuca y malanga (taro) son ricos en energía y generalmente tienen menos probabilidades de causar irritación estomacal cuando se cocinan sin grasas añadidas. Estos tubérculos son suaves para el estómago y pueden ser una adición reconfortante a tu dieta, proporcionando nutrientes esenciales sin exacerbar los síntomas de gastritis.

- **GRASAS SALUDABLES** El aceite de oliva, el aceite de coco y el aceite de aguacate son excelentes fuentes de grasas saludables. También son ideales para cocinar, particularmente el aceite de coco y el de aguacate, que son estables a altas temperaturas. Sin embargo, debido a su contenido graso, deben usarse con moderación y en pequeñas cantidades.

- **CONDIMENTOS** Condimentos amigables para la gastritis como orégano, romero, tomillo, perejil, cilantro, albahaca, jengibre, cúrcuma, comino y aminoácidos líquidos o aminoácidos de coco pueden realzar el sabor sin irritar el estómago. Estas opciones proporcionan una manera de añadir sabor a tus comidas mientras mantienes tu estómago cómodo.

- **EDULCORANTES NATURALES** Opta por sirope de arce puro, fruta del monje y stevia como alternativas más saludables al azúcar refinado. Estos edulcorantes proporcionan un toque de dulzura sin afectar negativamente a tu sistema digestivo, ayudando a mantener una dieta amigable para la gastritis. La miel también puede usarse, pero debe ser adecuadamente neutralizada debido a su pH naturalmente bajo, alrededor de 4.

Incorporar estos alimentos amigables para la gastritis en tu dieta puede ayudar a manejar los síntomas y promover la curación del revestimiento estomacal. Es importante observar cómo reacciona tu cuerpo a diferentes alimentos y ajustar tu dieta en consecuencia. Con una planificación cuidadosa y consideración, puedes disfrutar de una dieta variada y nutritiva que apoye tu salud digestiva.

Consejos para Preparar y Cocinar tus Alimentos

La dieta para la gastritis no solo trata sobre qué comer, sino también sobre cómo prepararlo. Los métodos adecuados de preparación y cocción de alimentos son vitales para evitar exacerbar la condición. Sigue estos consejos clave para preparar comidas que promuevan la digestión y alivien las molestias estomacales.

- **PELAR Y QUITAR SEMILLAS A FRUTAS Y VERDURAS** Quitar las pieles y semillas de frutas y ciertas verduras puede ayudar a la digestión, particularmente beneficioso durante episodios agudos de gastritis. Las pieles suelen ser altas en fibra, lo que puede ser duro para un estómago irritado. Además, pelarlas puede eliminar residuos de pesticidas o ceras, mejorando la seguridad y digestibilidad.

- **BATIR Y HACER PURÉS** Transformar verduras y frutas duras o fibrosas en batidos o sopas puede hacer que los nutrientes sean más accesibles y disminuir la irritación estomacal. Opta por opciones fácilmente digeribles como puré de patatas, boniatos, yuca o zanahorias, y usa leches vegetales para crear mezclas suaves que apoyen la salud estomacal sin desencadenar síntomas.

- **MARINAR** Ablanda las carnes marinándolas en soluciones suaves y no ácidas. Evita componentes ácidos como vinagre o cítricos, que pueden empeorar la gastritis. En cambio, opta por caldos o aceites suaves como el de oliva para ablandar las fibras de la carne sin añadir acidez.

- **USAR MÉTODOS DE COCCIÓN SUAVES** Emplea técnicas de cocción que sean amables con el revestimiento estomacal, como cocer al vapor, hervir, escalfar, cocinar a fuego lento y saltear con mínimo aceite. Estos métodos ayudan a preservar la integridad nutricional de los alimentos mientras minimizan el riesgo de irritación. Aunque hornear, asar a la parrilla y freír con aire son generalmente adecuados, asegúrate de que los alimentos permanezcan suaves y no excesivamente crujientes para evitar irritar el revestimiento estomacal. Evita métodos de alto calor como freír en abundante aceite o asar a alta temperatura que pueden producir compuestos dañinos y hacer que los alimentos queden demasiado duros.

- **CONTROLAR EL TIEMPO DE COCCIÓN** Equilibrar el tiempo de cocción es crucial para asegurar que los alimentos sean lo suficientemente suaves para ser fácilmente digeribles y a la vez conserven su valor nutricional. Los alimentos bien cocinados apoyan la salud digestiva y contribuyen a la curación del revestimiento estomacal. Ajusta los tiempos de cocción según el tipo de alimento y el método de preparación para optimizar tanto la digestibilidad como la absorción de nutrientes.

El tipo de preparación tiene una gran influencia en el alivio de los síntomas de la gastritis. A través de métodos suaves y ajustes específicos, puedes evitar irritaciones y darle a tu estómago el descanso que necesita para sanar. Cocinar de manera consciente es un paso importante en tu camino hacia la mejoría.

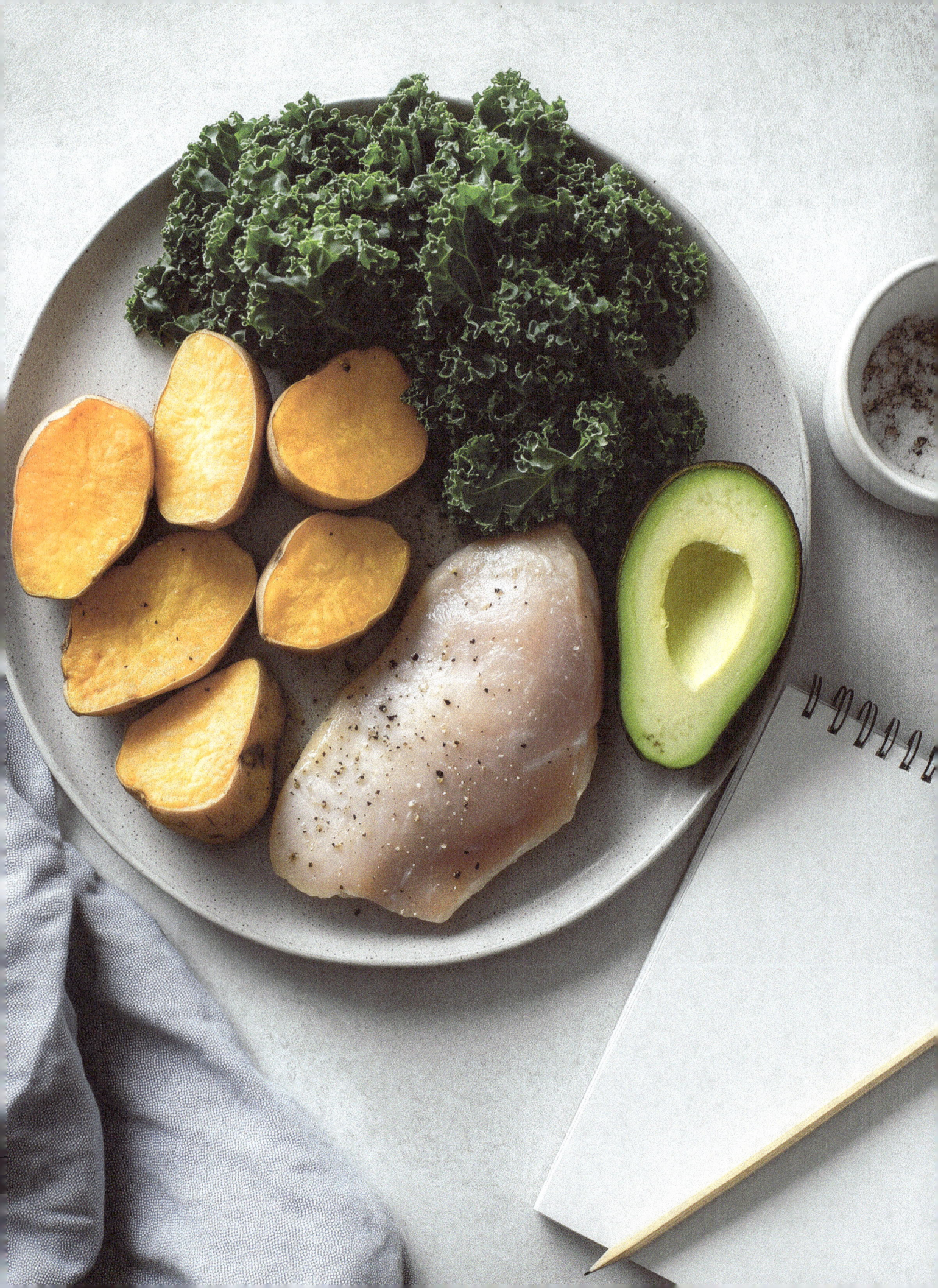

Capítulo Dos

PLANIFICACIÓN DE MENÚS Y ESTRATEGIAS DE PREPARACIÓN DE COMIDAS

Emprender un viaje para controlar la gastritis a través de la dieta no consiste solo en evitar ciertos alimentos, sino en adoptar un estilo de vida que apoye tu salud digestiva en cada comida. La planificación personalizada de las comidas es una piedra angular de este enfoque, adaptada para satisfacer tus necesidades dietéticas individuales y preferencias. Al personalizar tu dieta, puedes mitigar eficazmente los síntomas, promover la curación y mantener la salud gastrointestinal a largo plazo.

En este capítulo, profundizamos en los aspectos prácticos de crear tu propio plan de comidas utilizando las recetas proporcionadas en este libro. Estas recetas no solo son adecuadas para la gastritis, sino que también están diseñadas para ser versátiles y adaptables, facilitándote la preparación de comidas deliciosas y reconfortantes todos los días. Al integrar estas recetas en tu planificación de comidas, simplificas el proceso, asegurando que la gestión de tu dieta se vuelva tanto agradable como sostenible.

A medida que avanzamos, aprenderás cómo aprovechar el poder de estas recetas para construir un plan de comidas que no solo satisfaga tus necesidades nutricionales, sino que también encaje perfectamente en tu rutina diaria. Desde comprender los principios básicos de la planificación de comidas hasta implementar estrategias avanzadas de preparación, este capítulo te proporcionará todas las herramientas que necesitas para tomar el control de tu gastritis a través de una gestión dietética reflexiva y eficaz.

Creando un Plan de Comidas Personalizado

Embarcarse en la creación de un plan de comidas personalizado te faculta para tomar el control del manejo de tu gastritis a través de la dieta. Este proceso implica identificar qué alimentos calman y cuáles agravan tu condición, permitiéndote componer comidas que no solo sean nutritivas sino también reconfortantes.

EVALUACIÓN DE NECESIDADES DIETÉTICAS

El primer paso para personalizar tu plan de comidas implica una aguda observación de cómo tu cuerpo responde a diferentes alimentos. Comienza manteniendo un diario alimentario detallado para documentar tu ingesta diaria y anotar cualquier síntoma de gastritis que aparezca después. Este registro te ayudará a identificar patrones y señalar alimentos específicos que desencadenan tus síntomas, proporcionándote una dirección clara para realizar ajustes en tu dieta.

También es importante tener en cuenta que el manejo eficaz de la gastritis va más allá de evitar los desencadenantes; incluye optimizar tu ingesta nutricional para apoyar el proceso de curación y reducir la inflamación. Consulta con un profesional sanitario o un dietista para obtener una comprensión integral de tus necesidades nutricionales. Esto incluye determinar el equilibrio adecuado de macronutrientes (proteínas, grasas y carbohidratos) y asegurar una ingesta adecuada de vitaminas y minerales esenciales que fomenten la recuperación y la salud.

CONFIGURACIÓN DE TU PLANTILLA DE PLAN DE COMIDAS

Una plantilla de plan de comidas bien estructurada es crucial para organizar tus comidas. Esta plantilla debe incluir secciones para cada día de la semana, con espacios para el desayuno, el almuerzo, la cena y los tentempiés. Aquí tienes un simple desglose de cómo podría ser tu plantilla:

LUNES	
Desayuno	
Tentempié de media mañana	
Almuerzo	
Merienda	
Cena	

Continúa con este formato a lo largo de la semana, asegurándote de tener espacio suficiente para anotar comidas específicas y sus ingredientes. Esta herramienta organizativa no solo te ayudará a visualizar tu ingesta semanal de alimentos, sino que también te asistirá en la compra de comestibles y la programación de la preparación.

SELECCIÓN DE RECETAS

Una vez que tu plantilla de plan de comidas esté lista, el siguiente paso crucial es seleccionar las recetas adecuadas para completarla. Esta tarea no se trata solo de elegir comidas que te gusten; se trata de elegir sabiamente basándote en tus necesidades dietéticas únicas y en cómo ciertos alimentos impactan en tu gastritis. He aquí cómo asegurarte de que tu selección de recetas sea tanto estratégica como favorable para tus objetivos de salud:

1. **ANALIZA LOS DESENCADENANTES DIETÉTICOS** Comienza revisando los desencadenantes dietéticos y las sensibilidades que has identificado en tu evaluación inicial. Cada elección de receta debe ser examinada a través de esta lente, asegurando que no contenga ingredientes conocidos por agravar tus síntomas. Por ejemplo, si el brócoli o los plátanos desencadenan tu gastritis, querrás evitar recetas que utilicen estos como ingredientes principales.

2. **EVALÚA EL CONTENIDO NUTRICIONAL** Céntrate en recetas que no solo eviten los desencadenantes, sino que también contribuyan a tus necesidades nutricionales generales. Las recetas deben estar equilibradas con proteínas adecuadas, grasas saludables y carbohidratos para apoyar las necesidades de curación y energía de tu cuerpo.

3. **COMPILA UN CONJUNTO DIVERSO** Para prevenir la monotonía dietética y asegurar una amplia gama de nutrientes, compila un conjunto diverso de recetas. Incluye varias cocinas y estilos de cocción que se ajusten a tus pautas dietéticas, ampliando tu paladar y manteniendo las comidas interesantes y agradables.

Al seleccionar cuidadosamente las recetas basándote en estos criterios, puedes completar tu plan de comidas con platos que no solo satisfagan tus papilas gustativas, sino que también nutran y curen tu cuerpo. Este enfoque estratégico asegura que cada comida contribuya positivamente al manejo de tu gastritis, allanando el camino para experiencias gastronómicas más cómodas y agradables.

INCORPORACIÓN A LOS PLANES DE COMIDAS

Con tu lista seleccionada de recetas lista, el siguiente paso es integrarlas estratégicamente en tu plan de comidas. Este proceso es esencial para asegurar que tu dieta cumpla con tus necesidades nutricionales, se ajuste a tu estilo de vida y aborde los desafíos de manejar la gastritis de manera efectiva.

- **EQUILIBRA TUS NUTRIENTES** Distribuye las recetas a lo largo de la semana para asegurar que cada día incluya una mezcla equilibrada de macronutrientes —proteínas, carbohidratos y grasas— junto con vitaminas y minerales esenciales. Este equilibrio apoya niveles óptimos de energía y salud general, crucial para manejar los síntomas de la gastritis.

- **CONSIDERA EL HORARIO DE LAS COMIDAS** Alinea los horarios de las comidas con los ritmos naturales de tu cuerpo y tu agenda diaria. Comer regularmente ayuda a regular los niveles de ácido estomacal y prevenir las molestias asociadas con hábitos alimentarios irregulares.

- **DIVERSIFICA TUS COMIDAS** Asegura la variedad en tus comidas para prevenir la monotonía y proporcionar un amplio espectro de nutrientes. Incorporar diferentes texturas, sabores e ingredientes hace que las comidas sean más agradables y puede influir positivamente en la digestión y la salud.

- **PREPARA CON ANTELACIÓN**   Prepara los ingredientes o comidas enteras con anticipación para mejorar la eficiencia y adherencia a tu dieta. Esto puede incluir picar verduras, marinar proteínas o preparar platos como guisos y cazuelas que se conserven bien.

- **MANTÉN FLEXIBILIDAD**   Permite flexibilidad en tu plan de comidas para ajustes basados en respuestas dietéticas o cambios en tu rutina. Esta adaptabilidad asegura que tu plan de comidas siga siendo práctico y responda a tus necesidades diarias.

Al integrar estas estrategias en tu plan de comidas, creas una dieta que no solo está nutricionalmente equilibrada, sino también adaptada para manejar la gastritis de manera efectiva. Este enfoque ayuda en el manejo de síntomas y mejora tu experiencia dietética, haciéndola sostenible y beneficiosa a largo plazo.

ADAPTACIÓN PARA LA TOLERANCIA Y EL GUSTO

El paso final en la creación de tu plan de comidas personalizado es adaptar las recetas seleccionadas para que se ajusten a tus tolerancias dietéticas únicas y preferencias de sabor. Esta personalización es la clave para asegurar que tu plan de comidas no solo apoye tu salud, sino que también sea agradable y sostenible a largo plazo.

1. **IDENTIFICACIÓN DE SUSTITUCIONES**   Comienza identificando cualquier ingrediente en tus recetas elegidas que necesites evitar debido a intolerancia, alergias o disgusto personal. Para cada uno de estos, encuentra sustitutos adecuados que no comprometan el sabor o el valor nutricional del plato. Por ejemplo, si eres sensible a los puerros, considera usar asafétida o hierbas aromáticas como albahaca u orégano.

2. **AJUSTAR SABORES**   Adapta las recetas para que se ajusten a tus preferencias de sabor. Si prefieres platos más suaves, reduce el uso de especias u opta por hierbas que contribuyan al sabor sin añadir calor. Por el contrario, si disfrutas de platos más sabrosos pero necesitas evitar ciertos irritantes, experimenta con especias y hierbas que sean adecuadas para la gastritis y que puedan realzar el sabor sin causar molestias.

3. **MODIFICAR MÉTODOS DE COCCIÓN**   Algunas recetas pueden requerir ajustes en los métodos de cocción para hacerlas más adecuadas para tu condición. Por ejemplo, si una receta requiere asar a la parrilla, podrías adaptarla a hornear o cocer al vapor para hacerla más ligera y fácil para tu estómago.

4. **TAMAÑOS DE LAS PORCIONES**   Ajusta los tamaños de las porciones según tu comodidad digestiva. La mayoría de las personas con gastritis encuentran que es más fácil manejar comidas más pequeñas y frecuentes en lugar de comidas más grandes, que pueden sobrecargar el sistema digestivo y exacerbar los síntomas.

5. **COMBINACIONES DE COMIDAS**   Considera las interacciones entre los diferentes componentes de cada comida. Ciertas combinaciones de alimentos, como una gran cantidad de carbohidratos junto con una comida rica en proteínas, pueden ser más

difíciles de digerir o demasiado pesadas. Personaliza tu plan de comidas para incluir combinaciones que sean armoniosas y promuevan una digestión más fácil. Este emparejamiento cuidadoso puede ayudar a manejar los síntomas de gastritis de manera más efectiva al reducir el estrés digestivo.

6. **EXPERIMENTACIÓN Y RETROALIMENTACIÓN** El proceso de adaptar recetas a menudo es iterativo. A medida que pruebas diferentes sustituciones y modificaciones, presta mucha atención a cómo te sientes después. Utiliza esta retroalimentación para hacer ajustes adicionales, refinando gradualmente cada receta para que coincida perfectamente con tus necesidades dietéticas y preferencias.

Al tomarte el tiempo para adaptar recetas para la tolerancia y el gusto, creas un plan de comidas que no solo es eficaz en el manejo de tu gastritis, sino que también es placentero de seguir. Este enfoque personalizado fomenta la adherencia a los cambios dietéticos, facilitando el mantenimiento de estos hábitos saludables con el tiempo.

Consejos y Recomendaciones para la Preparación de Comidas

La preparación eficiente de comidas es clave para gestionar con éxito la gastritis a través de la dieta. Esta sección proporciona consejos prácticos y recomendaciones para agilizar el proceso de cocina, asegurando que tus comidas adecuadas para la gastritis no solo sean fáciles de preparar, sino también adecuadas para tu estilo de vida. Cubriremos la cocción por lotes, soluciones de almacenamiento efectivas y utensilios de cocina que ahorran tiempo.

COCCIÓN POR LOTES Y ALMACENAMIENTO

Este método implica preparar grandes cantidades de comida a la vez, que pueden ser almacenadas y utilizadas a lo largo de la semana. Es particularmente beneficioso para aquellos con horarios ocupados o para cualquiera que necesite acceso constante a comidas adecuadas. El almacenamiento adecuado también es crucial para mantener la frescura y el valor nutricional de tus comidas cocinadas. He aquí cómo manejar esto de manera efectiva:

- **PLANIFICA TUS SESIONES** Identifica recetas del libro adecuadas para la cocción por lotes —como sopas o platos de arroz— y reserva unas horas para cocinar.

- **USO EFICIENTE DE INGREDIENTES** Optimiza el uso de tus ingredientes preparando múltiples platos que comparten ingredientes similares, reduciendo el desperdicio y ahorrando dinero.

- **PROCESO DE COCCIÓN** Utiliza ollas grandes, ollas de cocción lenta o ollas a presión para manejar cantidades mayores de manera más eficiente y asegurar una cocción uniforme.

- **ENFRIAMIENTO**   Permite que la comida se enfríe completamente antes de almacenarla para prevenir el crecimiento bacteriano y mantener la seguridad alimentaria.

- **PORCIONADO**   Divide las comidas en recipientes del tamaño de una porción. Esto no solo facilita el manejo de los tamaños de las comidas, sino que también simplifica el recalentamiento.

- **ETIQUETADO**   Etiqueta tus recipientes con el contenido y la fecha en que fueron cocinados para ayudar en la rotación de existencias y asegurar que las comidas más antiguas se utilicen primero.

- **CONGELACIÓN**   La mayoría de las comidas preparadas en lote son adecuadas para congelar. Guárdalas en recipientes herméticos o bolsas de congelador para prevenir quemaduras por congelación y extender su vida útil.

- **REFRIGERACIÓN**   Ajusta la configuración de temperatura de tu frigorífico para asegurar una frescura óptima. Mantén separados los ingredientes cocinados y crudos para evitar la contaminación cruzada.

- **ALMACENAMIENTO SECO**   Invierte en recipientes herméticos de buena calidad para ingredientes secos como granos, hierbas y especias. Guárdalos en un lugar fresco y seco para extender su vida útil y mantener el sabor.

- **USO DEL ESPACIO**   Utiliza herramientas organizativas como organizadores de estantes, bandejas giratorias y recipientes de almacenamiento transparentes para facilitar ver y acceder rápidamente a lo que necesitas.

UTENSILIOS DE COCINA QUE AHORRAN TIEMPO

Incorpora utensilios que puedan ahorrar tiempo y simplificar el proceso de cocción:

- **PROCESADORES DE ALIMENTOS**   Pican, cortan o rallan rápidamente las verduras, lo que es especialmente útil para preparar grandes cantidades de comida.

- **OLLAS DE COCCIÓN LENTA Y OLLAS A PRESIÓN**   Estas son ideales para hacer guisos, sopas y carnes tiernas con un tiempo de cocción activo mínimo, permitiéndote configurarlas y luego concentrarte en otras tareas.

- **ARROCERAS**   Perfectas para cocinar granos sin necesidad de vigilar la estufa, proporcionando resultados consistentes cada vez.

- **BATIDORAS** Esenciales para hacer batidos o purés de sopas, que son suaves para el estómago de quienes padecen gastritis.

Al utilizar estos consejos de preparación de comidas, soluciones de almacenamiento y utensilios que ahorran tiempo, puedes hacer que el manejo de tu gastritis a través de la dieta sea más práctico y menos consumidor de tiempo, permitiéndote centrarte más en disfrutar de tus comidas y menos en la preparación.

Preparando tu Cocina

Una cocina bien organizada equipada con las herramientas y los ingredientes adecuados es clave para hacer que la preparación de comidas para el manejo de la gastritis sea eficiente y libre de estrés. Esta sección ofrece orientación sobre cómo preparar tu cocina para apoyar efectivamente tus necesidades dietéticas, centrándose en las herramientas esenciales, elementos básicos de la despensa y estrategias de organización.

HERRAMIENTAS ESENCIALES

Tener las herramientas adecuadas a tu disposición puede simplificar enormemente la preparación de comidas adecuadas para la gastritis. Aquí están algunas herramientas esenciales de cocina que pueden ayudar:

- **CUCHILLOS** Un buen juego de cuchillos afilados es crucial para la preparación eficiente de alimentos. Incluye un cuchillo de chef, un cuchillo de pelar y un cuchillo dentado para manejar diferentes tipos de tareas de corte.

- **TABLAS DE CORTAR** Ten múltiples tablas de cortar para prevenir la contaminación cruzada entre alimentos crudos y cocinados.

- **BOLES PARA MEZCLAR** Un conjunto de boles para mezclar de varios tamaños es útil para preparar ingredientes y mezclarlos.

- **TAZAS Y CUCHARAS MEDIDORAS** Herramientas de medición precisas aseguran que las recetas se sigan con precisión, lo cual es particularmente importante para mantener el equilibrio de ingredientes en recetas amigables para la gastritis.

- **OLLAS Y SARTENES** Invierte en una sartén antiadherente, una olla grande para sopas y guisos, y una cacerola mediana. Considera materiales como acero inoxidable o cerámica, que son duraderos y fáciles de limpiar.

ELEMENTOS BÁSICOS DE LA DESPENSA

Mantener tu despensa abastecida con ciertos elementos básicos puede ayudarte a preparar comidas rápidamente sin la constante necesidad de alimentos frescos. Aquí hay algunos elementos esenciales de la despensa para quienes manejan la gastritis:

- **GRANOS** El arroz blanco y la avena de cocción rápida son versátiles y suaves para el estómago.

- **HIERBAS Y ESPECIAS** Mantén una variedad de opciones amigables para la gastritis como orégano, tomillo, romero, albahaca, jengibre y cúrcuma para añadir sabor sin causar irritación.

- **CALDOS Y FONDOS** Opta por caldos vegetales o de pollo bajos en sodio que excluyan ingredientes irritantes como cebolla y ajo. Estos pueden formar la base para muchas sopas y platos reconfortantes, proporcionando sabor sin agravación.

- **ACEITES SALUDABLES** Como aceite de oliva o aceite de aguacate, que son excelentes para cocinar y aderezos.

- **LECHES NO LÁCTEAS** Leche de almendra, coco o avena pueden ser utilizadas en la cocina y horneado o disfrutarse solas.

ORGANIZANDO TU ESPACIO

Una cocina organizada puede agilizar tu proceso de cocina, haciéndolo más rápido y agradable. Aquí está cómo organizar eficazmente tu espacio:

- **ORGANIZACIÓN POR ZONAS** Divide tu cocina en zonas funcionales. Mantén todos tus artículos de horneado juntos, y coloca las especias de cocina cerca de la cocina o en un lugar de fácil acceso.

- **USA RECIPIENTES TRANSPARENTES** Almacena los ingredientes en recipientes herméticos transparentes para mantenerlos frescos y hacer fácil ver lo que tienes de un vistazo.

- **MAXIMIZA EL ESPACIO VERTICAL** Usa elevadores de estantes y estantes colgantes para maximizar el espacio de almacenamiento vertical en los armarios.

- **ARTÍCULOS DE USO FRECUENTE** Mantén los artículos de uso frecuente al alcance. Esto podría significar tener aceites, sales y especias frecuentemente utilizadas en un estante sobre tu área de cocina.

- **ETIQUETA TODO** Etiqueta estantes y recipientes para hacer más fácil encontrar lo que necesitas sin tener que buscar en cada armario.

Al preparar tu cocina con las herramientas adecuadas, elementos básicos y sistemas organizativos, puedes hacer que el proceso de preparación de comidas amigables para la gastritis sea lo más eficiente y libre de estrés posible, permitiéndote más tiempo para disfrutar de tus comidas y menos tiempo preocupándote por la preparación.

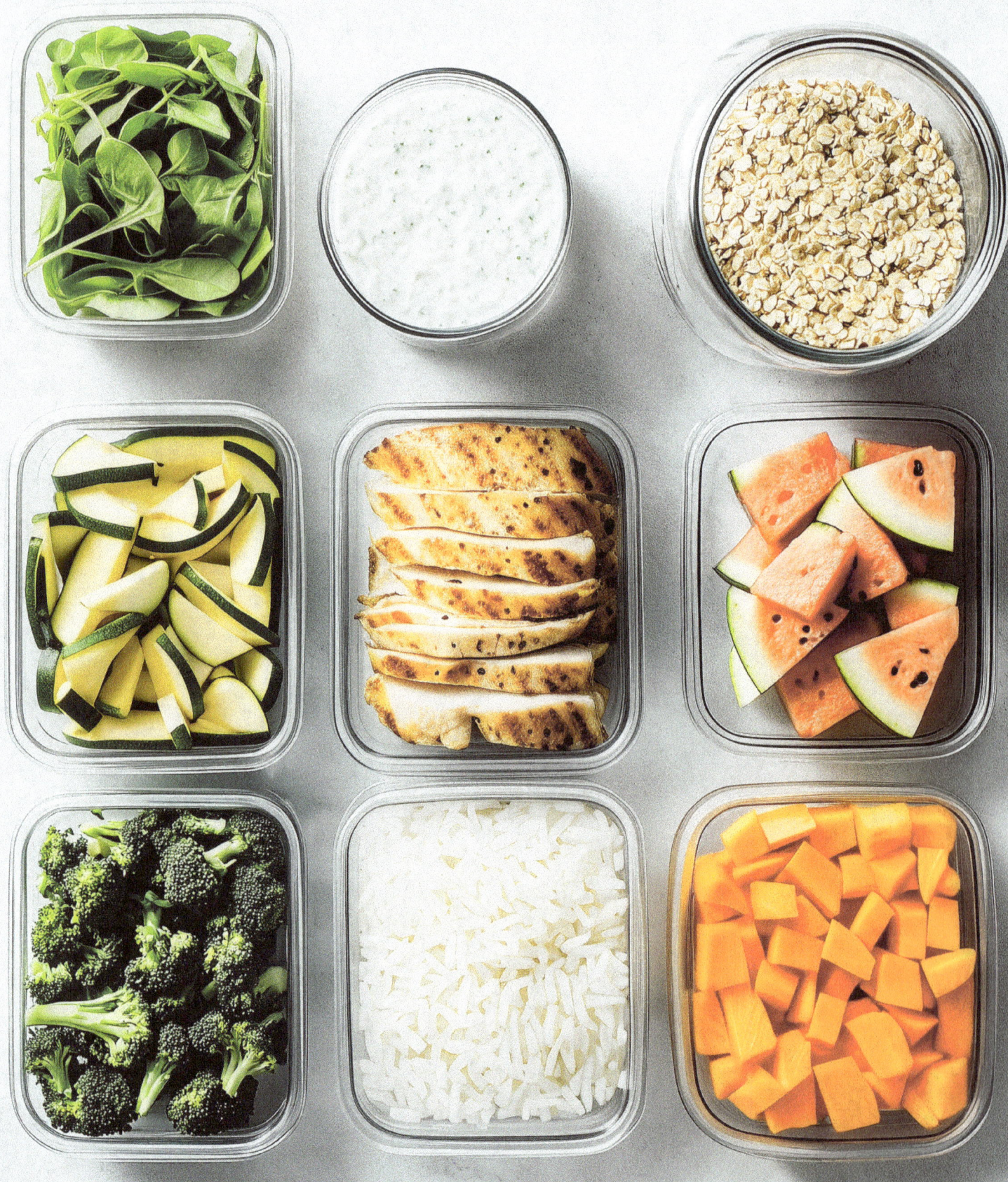

CAPÍTULO TRES

PLANES DE COMIDAS PARA LAS FASES DE CURACIÓN Y MANTENIMIENTO

Si alguna vez te has sentido abrumado por el proceso de elaborar un plan de comidas —especialmente uno centrado en manejar un problema de salud específico como la gastritis— no estás solo. Como alguien que ha navegado por las agitadas aguas de la gastritis, entiendo los desafíos de crear un plan de comidas centrado en la salud desde cero. Pero no te preocupes: he diseñado este capítulo para que sea tu brújula, guiándote a través de las fases de curación y mantenimiento de la gastritis con planes de comidas que son tanto nutritivos como curativos.

Es importante señalar que los planes de comidas proporcionados aquí para las fases de curación y mantenimiento no son soluciones universales. Siéntete libre de utilizarlos como puntos de partida para inspirarte y crear planes adaptados a las etapas específicas de tu dieta para la gastritis, ajustándolos para satisfacer mejor tus necesidades de salud únicas y tolerancias.

A medida que pasas del plan de comidas de la fase de curación al de mantenimiento, recuerda que cada paso debe estar guiado por tus síntomas y tolerancia. Monitorizar cómo responde tu cuerpo mientras introduces nuevos alimentos y ajustas tu dieta es crucial. Este enfoque cuidadoso te ayudará a identificar posibles desencadenantes y adaptar tu dieta para garantizar los mejores resultados para tu salud.

Plan de Comidas para la Fase de Curación

DÍA 1	
Desayuno	Tortitas de calabaza (p. 50)
Tentempié de media mañana	Batido de plátano y aguacate (p. 68)

Comida	Stroganoff de pavo con Brócoli asado (p. 82, 120)
Merienda	Bastones de calabacín al horno (p. 130)
Cena	Hamburguesas de salmón con Puré de coliflor (p. 80, 118)

DÍA 2

Desayuno	Tostadas francesas (p. 60)
Tentempié de media mañana	Batido de pera y jengibre (p. 159)
Comida	Nuggets de pollo con boniato (p. 76)
Merienda	Chips crujientes de zanahoria (p. 140)
Cena	Sopa de calabaza (p. 98)

DÍA 3

Desayuno	Tortitas de boniato (p. 50)
Tentempié de media mañana	Batido de melón (p. 155)
Comida	Crema de brócoli y patata (p. 95)
Merienda	Rosquillas de calabaza (p. 143)
Cena	Pollo con costra de almendras (p. 79)

DÍA 4

Desayuno	Quiche de espinacas sin corteza (p. 66)
Tentempié de media mañana	Té con leche al jazmín (p. 163)
Comida	Bol de ramen con pollo (p. 103)
Merienda	Bocaditos de brócoli (p. 131)
Cena	Pasta con gambas a las hierbas (p. 77)

DÍA 5

Desayuno	Pan de calabacín (p. 67)
Tentempié de media mañana	Latte de achicoria (p. 160)
Comida	Bol de arroz coreano (p. 106)
Merienda	Bastones de yuca al horno (p. 147)
Cena	Rollos de col rellenos (p. 97)

DÍA 6	
Desayuno	Avena remojada (p. 51)
Tentempié de media mañana	Batido de papaya y aloe vera (p. 162)
Comida	Brochetas de gambas con Puré de coliflor (p. 109, 126)
Merienda	Brownies de boniato (p. 145)
Cena	Pasta cremosa de macarrones (p. 100)

DÍA 7	
Desayuno	Gofres de calabaza (p. 62)
Tentempié de media mañana	Batido de plátano y mango (p. 152)
Comida	Sopa cremosa de pollo y kale (p. 107)
Merienda	Galletas de jengibre (p. 141)
Cena	Pasta de calabaza butternut (p. 110)

LISTA DE COMPRA PARA EL PLAN DE COMIDAS DE LA FASE DE CURACIÓN

AVES Y HUEVOS

- ☐ 4 pechugas de pollo sin piel ni hueso (aproximadamente 1½ libras o 680 g)
- ☐ 2 ½ libras (aproximadamente 1.134 g) de pechuga de pavo picada magra
- ☐ 1 libra (aproximadamente 450 g) de pechuga de pollo picada
- ☐ 23 huevos grandes

PESCADO Y MARISCO

- ☐ 1 lata (14,75 oz o 420 g) de salmón
- ☐ 2 libras (aproximadamente 900 g) de gambas grandes

FRUTAS Y VERDURAS

- ☐ 1 calabaza grande (para puré) o 2 latas (15 oz o 425 g) de puré de calabaza
- ☐ 2 boniatos grandes
- ☐ 2 calabazas butternut medianas (aproximadamente 2½ libras o 1.134 g)
- ☐ 12 zanahorias medianas
- ☐ 4 tallos de apio
- ☐ 2 puerros grandes
- ☐ 2 cabezas medianas de brócoli (aproximadamente 1⅔ libras o 750 g)
- ☐ 5 patatas medianas
- ☐ 2 cabezas medianas de coliflor (aproximadamente 1⅓ libras o 600 g)
- ☐ 5 calabacines medianos
- ☐ 1 libra (aproximadamente 450 g) de champiñones (blancos o baby bella)
- ☐ 1 manojo grande de espinacas (aproximadamente 7 tazas)
- ☐ 1 manojo pequeño de kale
- ☐ 1 manojo pequeño de perejil
- ☐ 1 manojo pequeño de albahaca fresca

- ☐ 1 remolacha dorada pequeña
- ☐ 1 col pequeña
- ☐ 2 limones (para ralladura)
- ☐ 1 lima (opcional, para ralladura)
- ☐ 1 manojo pequeño de cilantro fresco
- ☐ 1 manojo pequeño de tomillo fresco
- ☐ 1 trozo de raíz de jengibre fresca
- ☐ 2 aguacates maduros
- ☐ 2 plátanos medianos
- ☐ 1 melón pequeño
- ☐ 2 peras Bosc maduras
- ☐ 1 papaya pequeña
- ☐ 1 mango grande
- ☐ ¼ de libra (aproximadamente 1 taza) de arándanos, fresas o bayas mixtas

FRUTOS SECOS, SEMILLAS Y CEREALES

- ☐ 1 paquete (22 oz o 620 g) de harina sin gluten para todo uso
- ☐ 1 paquete de pasta cabello de ángel sin gluten
- ☐ 1 paquete de pasta de macarrones sin gluten
- ☐ 1 paquete de pasta sin gluten (penne, rotini o fusilli)
- ☐ 1 paquete pequeño de pan rallado sin gluten
- ☐ 1 paquete pequeño de avena de cocción rápida o instantánea
- ☐ 1 paquete de fideos de arroz
- ☐ 1 paquete mediano de arroz blanco
- ☐ 1 barra de pan sin gluten
- ☐ 1 paquete pequeño de perlas de tapioca (boba)
- ☐ 1 paquete (16 oz o 450 g) de harina de almendra
- ☐ 1 paquete (8 oz o 225 g) de harina de coco
- ☐ 1 tarro pequeño de crema de frutos secos a elección
- ☐ 1 paquete (8 oz o 225 g) de nueces
- ☐ 1 paquete pequeño de levadura nutricional

OTROS

- ☐ 1 galón (128 oz o 3,78 L) de leche de almendra sin azúcar
- ☐ 1 litro (34 oz o 1 L) de leche de coco sin azúcar
- ☐ 1 lata (13,5 oz o 400 ml) de leche de coco ligera

ARTÍCULOS DE DESPENSA

- ☐ Sirope de arce o miel
- ☐ Harina de arrurruz o fécula de patata
- ☐ Polvo de hornear
- ☐ Bicarbonato de sodio
- ☐ Aminoácidos líquidos o aminoácidos de coco
- ☐ Gelatina sin sabor
- ☐ Polvo de raíz de achicoria
- ☐ Polvo de algarroba
- ☐ Goma xantana (si no está incluida en la harina sin gluten)
- ☐ Aceite de oliva
- ☐ Aceite de coco
- ☐ Aceite de sésamo
- ☐ Aceite de aguacate (o aceite de coco sin olor)
- ☐ Sal marina o del Himalaya
- ☐ Asafétida (opcional)
- ☐ Comino molido
- ☐ Orégano seco
- ☐ Jengibre molido
- ☐ Cúrcuma molida
- ☐ Tomillo seco
- ☐ Romero seco
- ☐ Perejil seco
- ☐ Eneldo seco
- ☐ Albahaca seca
- ☐ Extracto de vainilla

PREPARACIÓN PREVIA DE COMIDAS PARA EL PLAN DE LA FASE DE CURACIÓN

CONSEJOS GENERALES DE PREPARACIÓN:

- **Planifica con Antelación:** Reserva tiempo el fin de semana para preparar la semana siguiente. Considera cocinar mayores cantidades de ciertas comidas para ahorrar tiempo durante la semana.

- **Almacenamiento:** Utiliza recipientes herméticos transparentes para guardar las comidas preparadas y los ingredientes. Etiqueta los recipientes con el nombre y la fecha para identificarlos fácilmente.

- **Cocina por lotes:** Prepara porciones más grandes de ingredientes versátiles (como cereales, proteínas y verduras) que puedan utilizarse en varias comidas.

- **Cortar y trocear:** Trocea verduras y frutas con antelación, guardándolas en recipientes herméticos en la nevera para mantenerlas frescas.

CONSEJOS ESPECÍFICOS DE PREPARACIÓN DIARIA:

Día 1:

- **Tortitas de calabaza:** Reserva tiempo el fin de semana para preparar la semana siguiente. Considera cocinar mayores cantidades de ciertas comidas para ahorrar tiempo durante la semana.

- **Batido de plátano y aguacate:** Utiliza recipientes herméticos transparentes para guardar las comidas preparadas y los ingredientes. Etiqueta los recipientes con el nombre y la fecha para identificarlos fácilmente.

- **Stroganoff de pavo:** Prepara porciones más grandes de ingredientes versátiles (como cereales, proteínas y verduras) que puedan utilizarse en varias comidas.

- **Palitos de calabacín al horno:** Trocea verduras y frutas con antelación, guardándolas en recipientes herméticos en la nevera para mantenerlas frescas.

- **Hamburguesas de salmón:** Prepara y cocina las hamburguesas de salmón con antelación; recaliéntalas antes de la cena.

Día 2:

- **Torrijas:** Prepara las rebanadas de pan la noche anterior; báñalas en la mezcla de huevo por la mañana.

- **Batido de pera y jengibre:** Bate los ingredientes frescos por la mañana.

- **Nuggets de pollo con boniato:** Cocina en cantidad y congela los extras para más tarde.

- **Chips crujientes de zanahoria:** Hornea con antelación y guarda en un recipiente hermético.

- **Sopa de calabaza butternut:** Prepara una gran cantidad y refrigera o congela las sobras.

Día 3:

- **Tortitas de boniato:** Prepara la masa la noche anterior; cocina fresca por la mañana.
- **Batido de melón:** Bate los ingredientes frescos por la mañana.
- **Sopa cremosa de brócoli y patata:** Haz una gran cantidad y recalienta para la comida.
- **Donuts de calabaza:** Hornea con antelación; guarda en un recipiente para mantener la frescura.
- **Pollo con costra de almendras:** Prepara el pollo y la cobertura de almendras, hornea cuando estés listo para comer.

Día 4:

- **Quiche de espinacas sin corteza:** Hornea con antelación; guarda en la nevera y recalienta las porciones según sea necesario.
- **Té con leche de jazmín:** Prepara con antelación y refrigera; sirve frío.
- **Bol de ramen con pollo:** Prepara el caldo y los ingredientes con antelación; cocina los fideos frescos antes de servir.
- **Croquetas de brócoli:** Hornea y guarda en un recipiente hermético para picar fácilmente.
- **Pasta con gambas y hierbas:** Cocina las gambas y la pasta fresca; mezcla con las hierbas justo antes de servir.

Día 5:

- **Pan de calabacín para el desayuno:** Hornea con antelación y guarda para desayunos rápidos.
- **Café de achicoria con leche:** Prepara fresco cada mañana para obtener el mejor sabor.
- **Bol de arroz coreano:** Prepara el arroz y los ingredientes con antelación; monta fresco a la hora de la comida.
- **Patatas fritas de yuca al horno:** Hornea en cantidad y guarda; recalienta antes de comer.
- **Rollitos de col rellenos:** Prepara y cocina con antelación; recalienta para la cena.

Día 6:

- **Avena remojada durante la noche**: Prepara los tarros la noche anterior para desayunos fáciles.
- **Batido de papaya y aloe vera:** Bate fresco por la mañana.
- **Brochetas de gambas a la parrilla:** Prepara y marina las gambas con antelación; cocínalas a la parrilla justo antes de servir.
- **Brownies de boniato:** Hornéalos con antelación y guárdalos para picar.
- **Pasta cremosa de macarrones:** Cocina la pasta fresca y la salsa para la cena.

Día 7:

- **Gofres de calabaza:** Prepara la masa la noche anterior; cocínalos frescos por la mañana.

- **Batido de plátano y mango:** Bátelo fresco por la mañana.
- **Sopa cremosa de pollo y col rizada:** Haz una gran cantidad; recaliéntala para la comida.
- **Galletas de jengibre:** Hornéalas con antelación para un dulce tentempié de tarde.
- **Pasta cremosa de calabaza:** Cocina la salsa fresca y la pasta para la cena.

Consejos adicionales:

- **Congelación:** Considera congelar platos como sopas y guisos para un almacenamiento más prolongado y mayor comodidad.
- **Recalentar:** Utiliza la cocina o el microondas para recalentar las comidas, añadiendo un chorrito de agua para mantener la humedad.
- **Combinar:** Siéntete libre de intercambiar comidas y tentempiés entre días según tus preferencias.

Plan de Comidas para la Fase de Mantenimiento

DÍA 1	
Desayuno	Gachas de quinoa (p. 54)
Tentempié de media mañana	Bolitas de dátiles (p. 146)
Comida	Salteado de pollo y judías verdes (p. 78)
Merienda	Zumo de sandía y pepino (p. 154)
Cena	Falafel al horno con Espinacas a la crema (p. 102, 125)

DÍA 2	
Desayuno	Pudín de chía y mango (p. 69)
Tentempié de media mañana	Pan de calabaza (p. 132)
Comida	Cazuela de arroz con pavo y calabaza (p. 84)
Merienda	Bastones de yuca al horno (p. 147)
Cena	Tacos de pescado (p. 105)

DÍA 3	
Desayuno	Gachas de trigo sarraceno (p. 64)
Tentempié de media mañana	Bolitas de dátiles (p. 146)
Comida	Tempeh crujiente con sésamo (p. 87)

Merienda	Mousse cremoso de algarroba (p. 142)
Cena	Risotto de calabaza (p. 90)

DÍA 4	
Desayuno	Pudín de chía con arándanos (p. 69)
Tentempié de media mañana	Magdalenas de calabaza (p. 139)
Comida	Sopa de miso (p. 99)
Merienda	Barritas de avena (p. 136)
Cena	Albóndigas de lentejas (p. 93)

DÍA 5	
Desayuno	Pan de calabaza (p. 67)
Tentempié de media mañana	Bolitas de dátiles (p. 146)
Comida	Salmón con costra de pacanas (p. 96)
Merienda	Zumo de sandía y pepino (p. 154)
Cena	Tacos de pescado (p. 105)

DÍA 6	
Desayuno	Avena al horno (p. 58)
Tentempié de media mañana	Magdalenas de calabaza (p. 139)
Comida	Tempeh crujiente con sésamo (p. 87)
Merienda	Barritas de arroz inflado (p. 144)
Cena	Estofado de pollo con lentejas (p. 111)

DÍA 7	
Desayuno	Pudín de chía con arándanos (p. 69)
Tentempié de media mañana	Bolitas de dátiles (p. 146)
Comida	Pastel de carne de pavo y quinoa (p. 108)
Merienda	Barritas de avena (p. 136)
Cena	Pollo a la parrilla con za'atar (p. 114)

LISTA DE COMPRA PARA EL PLAN DE COMIDAS DE LA FASE DE MANTENIMIENTO

AVES Y HUEVOS

- [ ] 680 g de pollo picado magro
- [ ] 900 g de pavo picado magro
- [ ] 450 g de tiras de pollo
- [ ] 9 huevos grandes

PESCADO

- [ ] 450 g de filetes de pescado blanco (bacalao o tilapia)
- [ ] 2 filetes de salmón (115 g cada uno)

PROTEÍNAS VEGETALES

- [ ] 340 g de tofu firme
- [ ] 225 g de tempeh
- [ ] 1 paquete pequeño de garbanzos secos
- [ ] 1 paquete pequeño de lentejas secas (negras, verdes o pardas)
- [ ] 1 paquete pequeño de quinoa seca

PRODUCTOS FRESCOS

- [ ] 1 sandía pequeña (para obtener al menos 3 tazas en cubos)
- [ ] 1 pepino inglés
- [ ] 16 dátiles Medjool
- [ ] 2 mangos grandes
- [ ] 2 plátanos medianos
- [ ] 1 envase pequeño de arándanos
- [ ] 2 puerros
- [ ] 2 zanahorias medianas
- [ ] 1 manojo de espinacas, más 1 bolsa de espinacas baby o col rizada
- [ ] 2 calabazas butternut medianas (aproximadamente 1,1 kg)
- [ ] 450 g de judías verdes
- [ ] 2 yucas (mandiocas) grandes
- [ ] 3 aguacates Hass maduros
- [ ] 1 limón (para la ralladura)
- [ ] 1 lima (opcional, para la ralladura)
- [ ] 1 col morada pequeña
- [ ] 1 col verde pequeña
- [ ] 1 manojo grande de cilantro
- [ ] 1 manojo pequeño de perejil
- [ ] 1 manojo pequeño de tomillo
- [ ] 8 hojas de salvia
- [ ] Ramita pequeña de romero
- [ ] Trozo pequeño de raíz de jengibre

FRUTOS SECOS, SEMILLAS Y GRANOS

- [ ] 1 paquete (225 g) de semillas de chía
- [ ] 1 paquete (115 g) de copos de coco
- [ ] 1 paquete (225 g) de coco rallado sin azúcar
- [ ] 1 paquete (115 g) de nueces
- [ ] 1 paquete (115 g) de almendras laminadas (opcional)
- [ ] 1 paquete (115 g) de pacanas, finamente picadas
- [ ] 1 paquete (450 g) de granos de trigo sarraceno
- [ ] 1 paquete (510 g) de avena instantánea
- [ ] 1 caja (170 g) de cereales de arroz inflado natural
- [ ] 1 envase (225 g) de pasta de miso blanco
- [ ] 1 paquete (28 g) de wakame seco
- [ ] 1 paquete de tortillas sin gluten (normalmente contiene 6 u 8 tortillas)

OTROS

- [ ] 1 paquete (625 g) de harina multiusos sin gluten
- [ ] 1 litro de leche de coco (envasada en cartón, no en lata)
- [ ] 1 litro de leche de almendras sin azúcar
- [ ] 1 envase pequeño de yogur natural vegetal (opcional)
- [ ] 1 tarro pequeño de crema de frutos secos (sin azúcares ni aceites añadidos)
- [ ] 1 envase pequeño de compota de manzana sin azúcar (o 1 plátano adicional)

PRODUCTOS DE DESPENSA

- ☐ Sirope de arce o miel
- ☐ Extracto de vainilla
- ☐ Aceite de oliva
- ☐ Aceite de coco (o aceite de aguacate)
- ☐ Aceite de sésamo
- ☐ Aminoácidos de coco (o aminoácidos líquidos)
- ☐ Harina de arrurruz (o fécula de patata)
- ☐ Polvo de hornear
- ☐ Bicarbonato sódico
- ☐ Goma xantana (omitir si tu mezcla de harina ya la incluye)
- ☐ Polvo de algarroba
- ☐ Comino molido
- ☐ Cilantro molido
- ☐ Canela molida
- ☐ Cúrcuma molida
- ☐ Jengibre molido
- ☐ Nuez moscada molida (opcional)
- ☐ Semillas de sésamo
- ☐ Semillas de hinojo
- ☐ Pimentón dulce (opcional)
- ☐ Orégano seco
- ☐ Albahaca seca
- ☐ Romero seco
- ☐ Tomillo seco
- ☐ Zumaque
- ☐ Asafétida en polvo (opcional)
- ☐ Sal marina o sal del Himalaya

PREPARACIÓN PREVIA DE COMIDAS PARA EL PLAN DE LA FASE DE MANTENIMIENTO

CONSEJOS GENERALES DE PREPARACIÓN:

- **Programa el tiempo de preparación:** Designa un momento específico cada semana (preferiblemente el fin de semana) para preparar todo lo posible.

- **Estrategia de recipientes:** Utiliza recipientes transparentes y etiquetados para diferentes comidas y tentempiés para mantener todo organizado y fácilmente accesible.

- **Cocina por lotes:** Prepara porciones más grandes de ingredientes básicos (cereales, proteínas y verduras) que puedan utilizarse en varias comidas.

- **Preparación de ingredientes:** Lava, corta y reparte frutas y verduras con antelación para que el montaje sea rápido y sencillo.

CONSEJOS ESPECÍFICOS DE PREPARACIÓN DIARIA:

Día 1:

- **Gachas de quinoa:** Cocina la quinoa con antelación; recaliéntala con leche o agua y coberturas por la mañana.

- **Bolitas energéticas de dátiles:** Prepara un lote con antelación; guárdalas en la nevera para picar fácilmente.

- **Pollo salteado con judías verdes:** Cocina el pollo y las judías verdes con antelación; recalienta y sirve fresco.

- **Zumo de sandía y pepino:** Prepáralo fresco por la mañana o la noche anterior y guárdalo en la nevera.

- **Falafel al horno:** Prepara y hornea el falafel con antelación; sírvelo con espinacas a la crema que pueden prepararse con anterioridad y recalentarse.

Día 2:

- **Pudín de chía y mango:** Prepáralo la noche anterior; deja que las semillas de chía se hidraten durante toda la noche.

- **Pan de calabaza:** Hornea con antelación; guárdalo en un recipiente hermético para tener lonchas frescas.

- **Guiso de pavo, calabaza y arroz:** Haz una gran cantidad y repártela en raciones para la comida.

- **Patatas de yuca al horno:** Hornea con antelación y guarda; recalienta según sea necesario.

- **Tacos de pescado:** Prepara el pescado fresco para la cena; ten los ingredientes para acompañar listos con antelación.

Día 3:

- **Gachas de trigo sarraceno:** Cocina el trigo sarraceno con antelación; recaliéntalo con la leche o los añadidos que elijas.

- **Bolitas energéticas de dátiles:** Prepara más si se están acabando; guárdalas en la nevera.

- **Tempeh crujiente con sésamo:** Prepara y cocina el tempeh con antelación; recaliéntalo para la comida.

- **Mousse cremoso de algarroba:** Hazlo con antelación; guárdalo en la nevera para tomar un tentempié refrescante.

- **Risotto de calabaza butternut:** Cocínalo fresco, o prepara los ingredientes (como la calabaza asada) con antelación.

Día 4:

- **Pudín de chía con arándanos:** Prepáralo la noche anterior; deja que las semillas de chía se hidraten durante toda la noche.

- **Magdalenas de calabaza:** Hornéalas con antelación; guárdalas para tentempiés fáciles de media mañana.

- **Sopa de miso:** Prepara el caldo y los ingredientes con antelación; recalienta para la comida.

- **Barritas de avena:** Prepara un lote con antelación; guárdalas en un recipiente hermético.

- **Albóndigas de lentejas:** Prepáralas y hornéalas con antelación; recaliéntalas para la cena.

Día 5:

- **Pan de calabaza:** Utiliza las sobras del Día 2 para el desayuno.

- **Bolitas energéticas de dátiles:** Ten un lote fresco listo para los tentempiés.

- **Salmón con costra de pacanas:** Prepara el salmón y la costra con antelación; hornea fresco para la comida.

- **Zumo de sandía y pepino:** Hazlo fresco o prepáralo la noche anterior.

- **Tacos de pescado:** Repite del Día 2 por simplicidad; ten los ingredientes para acompañar preparados.

Día 6:

- **Avena al horno:** Prepara y hornea un lote con antelación; recalienta por la mañana.

- **Magdalenas de calabaza:** Utiliza las sobras del Día 4 para un tentempié de media mañana.

- **Tempeh crujiente con sésamo:** Cocina más si tienes sobras; guárdalo para la comida.

- **Barritas de arroz inflado:** Prepara un lote con antelación; guárdalas para picar.

- **Estofado de pollo con lentejas:** Cocina en cantidad y guarda las sobras para recalentarlas fácilmente.

Día 7:

- **Pudín de chía con arándanos:** Utiliza las sobras del Día 4 o prepara fresco la noche anterior.

- **Bolitas energéticas de dátiles:** Mantén un lote fresco listo para los tentempiés.

- **Pastel de carne de pavo y quinoa:** Prepara y hornea con antelación; recalienta para la comida.

- **Barritas de Avena:** Usa las sobras como merienda.

- **Tiras de pollo con za'atar a la parrilla:** Marina y cocina fresco para la cena.

Consejos adicionales:

- **Congelación:** Considera congelar porciones extra de sopas, guisos y productos horneados para uso posterior.

- **Recalentamiento:** Utiliza la cocina o el microondas para recalentar las comidas, asegurándote de que se calienten por completo.

- **Combina:** Siéntete libre de intercambiar aperitivos y comidas entre días para mantener variedad en tu dieta.

Consejos para Comprar Alimentos Envasados

Los ingredientes que se indican a continuación son necesarios en muchas de las recetas. Al comprarlos, asegúrate de que cumplan con los siguientes criterios:

- **PAN SIN GLUTEN** Evita el vinagre añadido y las enzimas (se recomienda hacerlo en casa; ver p. 168).

- **PAN RALLADO SIN GLUTEN** Sin condimentos.

- **PASTA SIN GLUTEN** Debe estar hecha de harina de yuca, arroz blanco o boniato. El arroz integral, aunque no es del todo recomendable, es aceptable en forma de pasta para la mayoría de las personas.

- **TORTILLAS DE HARINA SIN GLUTEN** Pueden estar hechas de harina de yuca, boniatos, coliflor, harina de almendra, etc., según tus preferencias y lo que toleres.

- **POLVO DE HORNEAR** Sin aluminio.

- **CALDOS (DE VERDURAS O POLLO)** No deben contener ingredientes irritantes como cebolla y ajo.

- **TORTITAS DE ARROZ INFLADO** Preferiblemente hechas con arroz blanco. Si no están disponibles, las tortitas de arroz inflado hechas con arroz integral son permisibles durante los primeros 90 días, ya que son más ligeras y fáciles de digerir.

- **LECHE DE ALMENDRAS** Preferiblemente sin azúcar y elaborada con solo tres ingredientes: agua, almendras y sal. Esto se aplica a otras leches vegetales como la de avena, coco y arroz.

- **AVENA DE COCCIÓN RÁPIDA O INSTANTÁNEA** Sin sabores añadidos.

- **MANTEQUILLAS DE FRUTOS SECOS** Deben contener solo dos ingredientes, por ejemplo, almendras y sal, sin azúcares ni aceites añadidos.

- **LECHE DE COCO ENLATADA** Debe contener solo agua y coco, sin gomas o fibras añadidas.

- **AMINOÁCIDOS DE COCO** Evita los que tienen vinagre añadido.

- **COCO RALLADO** Sin azúcar.

- **EXTRACTO DE VAINILLA** Preferiblemente sin alcohol, especialmente cuando se añade a batidos. Si debes usar extractos que contienen alcohol, ten en cuenta que gran parte del alcohol se evapora al calentarse.

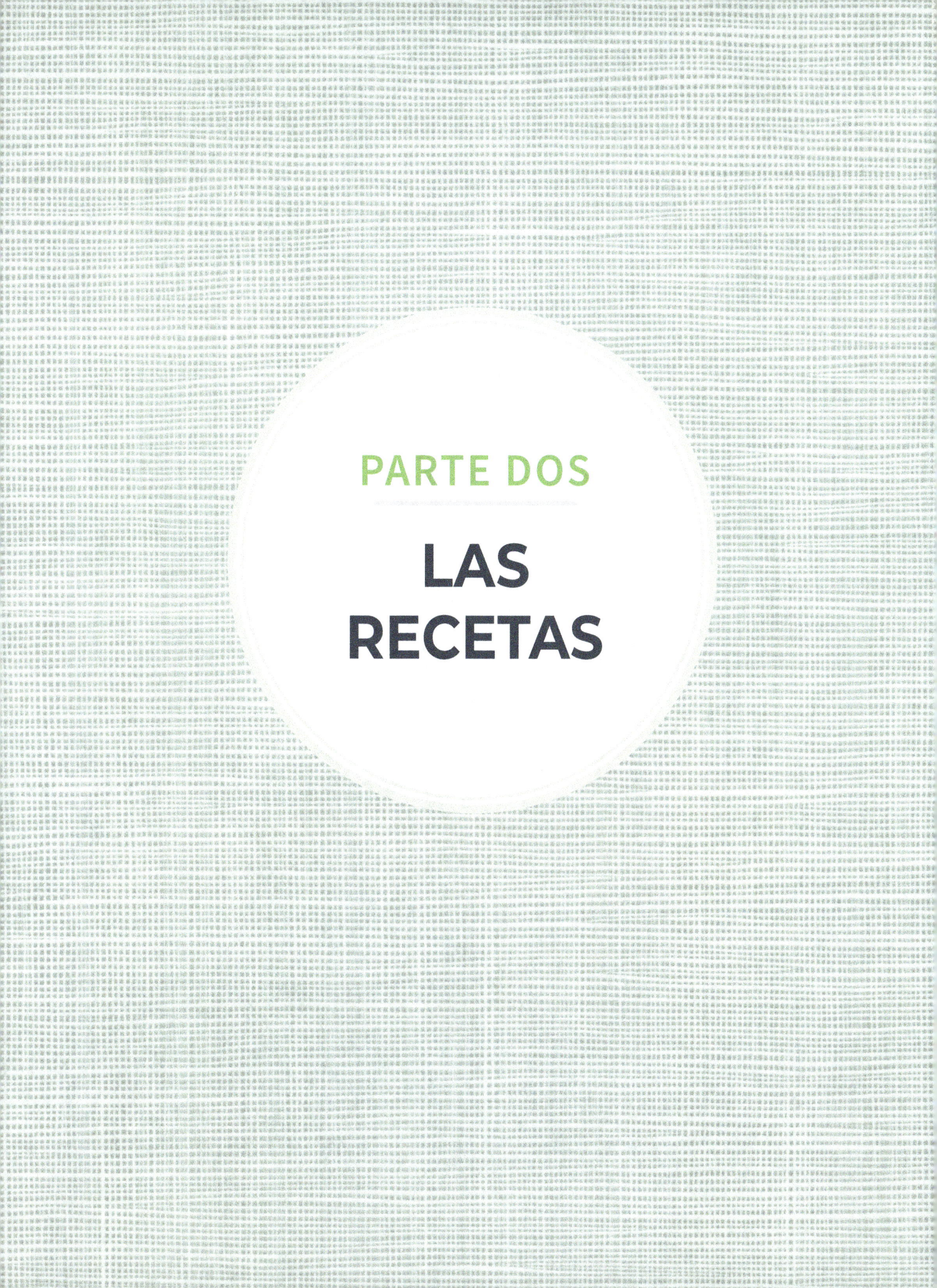

PARTE DOS

LAS
RECETAS

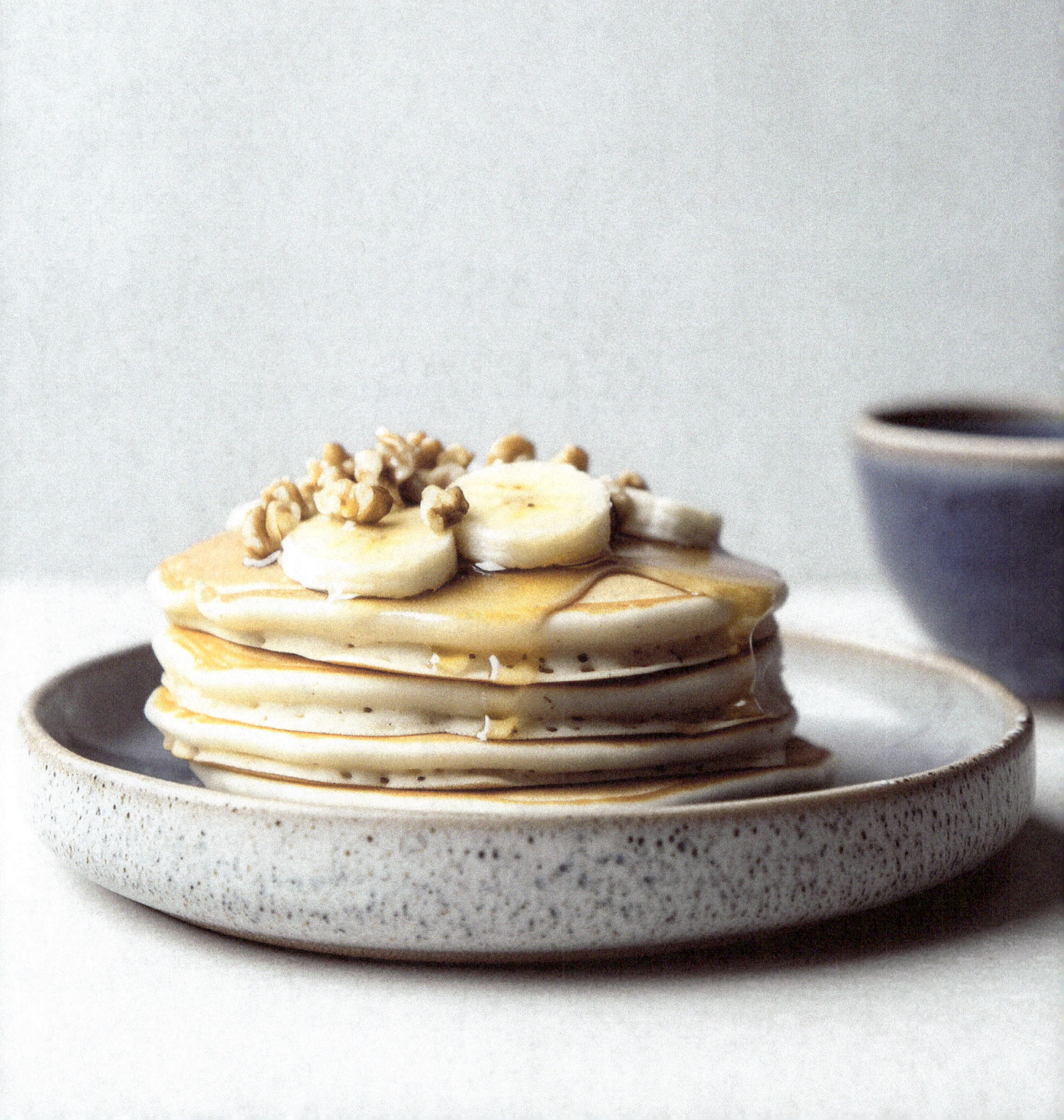

Capítulo Cuatro

DESAYUNOS

TORTITAS DE CALABAZA

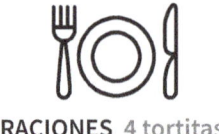

RACIONES 4 tortitas

PREPARACIÓN 5 min

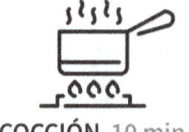

COCCIÓN 10 min

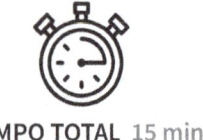

TIEMPO TOTAL 15 min

INGREDIENTES

½ taza de puré de calabaza (asegúrate de que no sea relleno de tarta de calabaza)

½ taza de harina para todo uso sin gluten (ver nota)

2 huevos grandes

½ cucharadita de jengibre recién rallado (opcional, para un toque picante)

PREPARACIÓN

1. En un bol, bate el huevo batido, la clara, el puré de calabaza, la harina sin gluten y el jengibre hasta conseguir una mezcla homogénea.

2. Precalienta una sartén antiadherente a fuego medio-alto y engrásala ligeramente con aceite de coco o spray de cocina.

3. Vierte aproximadamente ¼ de taza de masa para cada tortita en la sartén caliente, extendiéndola ligeramente si es necesario.

4. Cocina las tortitas hasta que se formen burbujas en la superficie y los bordes estén cuajados, aproximadamente 2-3 minutos. Comprueba que la parte inferior esté dorada.

5. Voltea las tortitas y cocina durante 3 minutos adicionales, o hasta que el otro lado también esté dorado y las tortitas estén totalmente cocinadas.

NOTA

• Como alternativa a la harina sin gluten para todo uso, puedes utilizar la misma cantidad de mezcla para tortitas sin gluten o harina de avena para obtener una textura ligeramente diferente.

POR RACIÓN (2 tortitas) Calorías: 178; Grasa total: 3g; Proteínas: 6g; Carbohidratos: 27g; Fibra: 2g

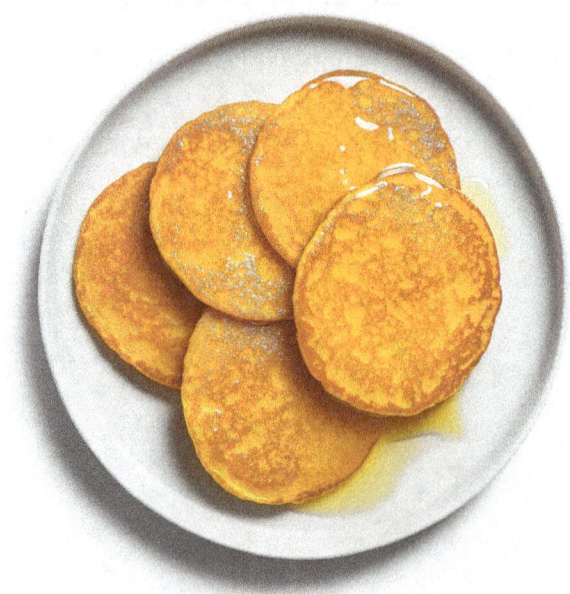

AVENA REMOJADA

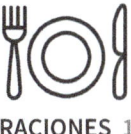
RACIONES 1

PREPARACIÓN 5 min

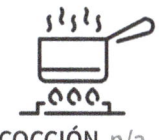
COCCIÓN n/a

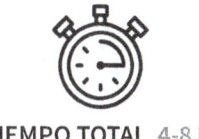
TIEMPO TOTAL 4-8 h

INGREDIENTES

½ taza de copos de avena rápidos o instantáneos sin sabor

½ taza de leche de almendras (u otra leche vegetal)

1 cucharada de sirope de arce

1 cucharadita de semillas de chía (opcional, para fase de mantenimiento)

Guarnición: ½ plátano en rodajas y 1 cucharada de nueces picadas (ver nota)

PREPARACIÓN

1. En un tarro pequeño, mezcla la avena, la leche de almendras, el sirope de arce y las semillas de chía (si las usas).

2. Cierra el tarro con una tapa o cúbrelo bien con film transparente. Refrigera durante al menos 4 horas o toda la noche.

3. Antes de servir, remueve la avena y ajusta la consistencia añadiendo más leche si lo deseas. Añade los ingredientes de la guarnición antes de enfriar o justo antes de servir.

4. ¡Sirve frío y disfruta!

NOTA

- Siéntete libre de personalizar la guarnición según tus preferencias y tolerancias. El plátano y las nueces aportan una buena textura y están llenos de nutrientes. No obstante, también puedes utilizar otras guarniciones como pera Bosc, coco rallado o crema de frutos secos para variar el sabor y el contenido nutricional.

POR RACIÓN (aproximadamente 1 taza) Calorías: 339; Grasa total: 9g; Proteínas: 8g; Carbohidratos: 50g; Fibra: 7g

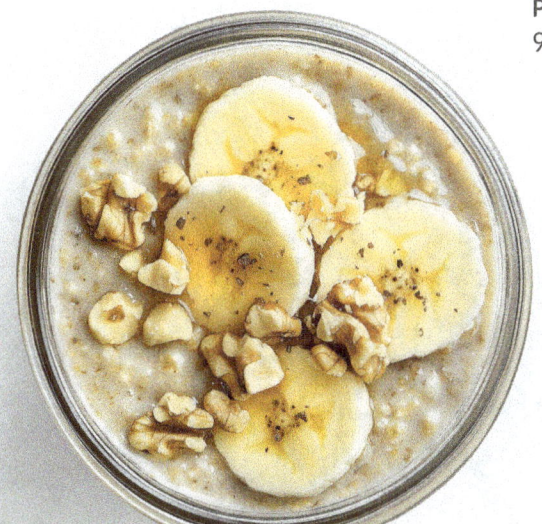

BONIATO RELLENO

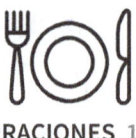
RACIONES 1

PREPARACIÓN 5 min

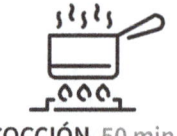
COCCIÓN 50 min

TIEMPO TOTAL 55 min

INGREDIENTES

1 batata mediana

1 huevo entero

1 clara de huevo

¼ taza de aguacate machacado

Sal al gusto

Cilantro fresco picado
(opcional, para decorar)

PREPARACIÓN

1. Precalienta el horno a 200°C. Lava y pincha la batata con un tenedor. Colócala en una bandeja de horno forrada con papel de hornear y hornea durante 45-55 minutos, hasta que esté tierna.

2. En un bol pequeño, bate los huevos con sal al gusto.

3. Calienta una sartén antiadherente a fuego medio-bajo. Cuando esté caliente, vierte los huevos batidos en la sartén. Revuelve los huevos, removiendo continuamente con una espátula de silicona o madera, hasta conseguir la consistencia deseada.

4. Corta la batata horneada longitudinalmente, ábrela con cuidado para hacer espacio y rellénala con los huevos revueltos y el aguacate machacado. Espolvorea cilantro fresco picado por encima antes de servir para un toque fresco y aromático.

POR RACIÓN (1 batata rellena)
Calorías: 264; Grasa total: 10g;
Proteínas: 13g; Carbohidratos: 20g;
Fibra: 7g

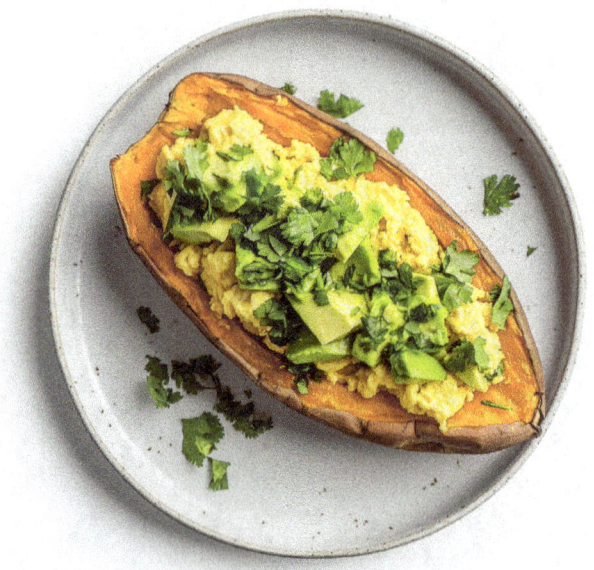

GOFRES DE CALABAZA

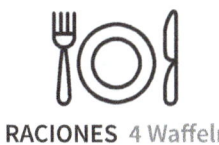
RACIONES 4 Waffeln

PREPARACIÓN 10 min

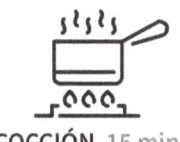
COCCIÓN 15 min

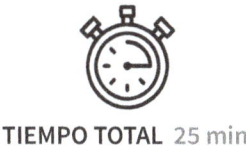
TIEMPO TOTAL 25 min

INGREDIENTES

- 1 lata (425 g) de puré de calabaza (no relleno de tarta de calabaza)
- 1 ¼ tazas de harina sin gluten para todo uso
- ½ cucharadita de goma xantana (omitir si tu harina ya la incluye)
- 2 claras de huevo
- ¼ taza de sirope de arce o miel
- ½ taza de leche de almendras sin endulzar
- 2 cucharadas de aceite de oliva
- 1 cucharadita de levadura en polvo
- 1 cucharadita de extracto de vainilla
- ½ cucharadita de sal
- ½ cucharadita de canela molida (opcional, para fase de mantenimiento)

PREPARACIÓN

1. En un bol grande, combina el puré de calabaza, las claras de huevo, el aceite de oliva, el extracto de vainilla, el sirope de arce o la miel, y la sal. Mezcla hasta obtener una consistencia suave.

2. Incorpora la harina sin gluten, la levadura en polvo, la goma xantana (si la usas) y la canela hasta que se combinen. Añade gradualmente la leche de almendras hasta alcanzar una consistencia de masa espesa.

3. Precalienta la gofrera y recúbrela con espray de cocina sin gluten.

4. Vierte ⅓ taza de masa en la gofrera para cada gofre, utilizando una cuchara para helado para una distribución uniforme.

5. Cocina según las instrucciones de tu gofrera hasta que los gofres estén dorados y crujientes.

NOTA

- Los gofres sobrantes se pueden guardar en un recipiente hermético en la nevera hasta 3 días. Recaliéntalos en una tostadora u horno para obtener mejores resultados.

POR RACIÓN (1 gofre) Calorías: 298; Grasa total: 8g; Proteínas: 3g; Carbohidratos: 48g; Fibra: 3g

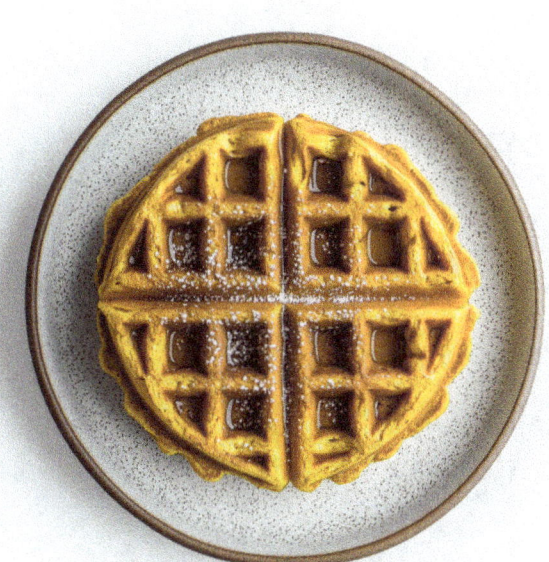

GACHAS DE QUINOA

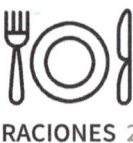

RACIONES 2

PREPARACIÓN 10 min

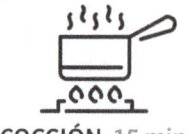

COCCIÓN 15 min

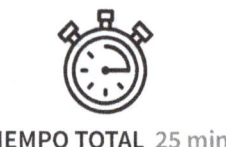

TIEMPO TOTAL 25 min

INGREDIENTES

½ taza de quinoa cruda

2 ¼ tazas de leche de coco (de tetrabrik, no de lata)

1-2 cucharadas de sirope de arce

1 cucharadita de extracto de vainilla

2 cucharadas de coco laminado

2 cucharadas de almendras laminadas (opcional)

PREPARACIÓN

1. Enjuaga bien la quinoa y escúrrela.

2. En una cazuela mediana, mezcla la quinoa escurrida, la leche de coco, el sirope de arce y el extracto de vainilla. Llévalo a ebullición a fuego medio-alto.

3. Una vez que hierva, reduce el fuego a bajo y deja que se cocine a fuego lento durante 15 minutos, o hasta que la mayor parte del líquido se haya absorbido y la quinoa esté tierna.

4. Divide las gachas equitativamente entre dos boles. Añade un poco más de leche si es necesario para alcanzar la cremosidad deseada.

5. Decora con coco laminado o almendras laminadas si las utilizas. ¡Sirve y disfruta!

POR RACIÓN (proximadamente 1 ¼ tazas) Calorías: 264; Grasa total: 10g; Proteínas: 6g; Carbohidratos: 32g; Fibra: 5g

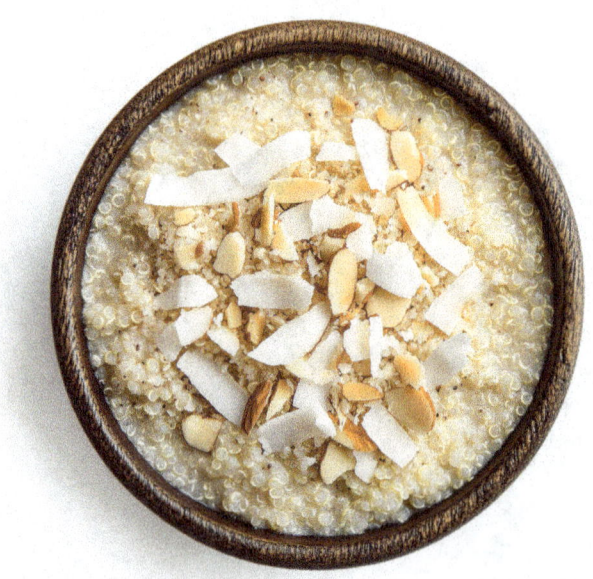

TORTITAS DE PAVO

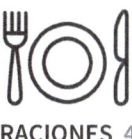
RACIONES 4

PREPARACIÓN 10 min

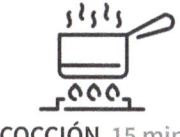
COCCIÓN 15 min

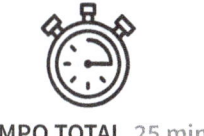
TIEMPO TOTAL 25 min

INGREDIENTES

½ libra de pavo picado magro (aproximadamente 1 taza)

2 cucharaditas de salvia molida

½ cucharadita de tomillo seco

1 cucharada de aceite de oliva

½ cucharadita de sal

PREPARACIÓN

1. En un bol mediano, mezcla el pavo picado con la salvia, el tomillo y la sal hasta que esté bien combinado.

2. Forma la mezcla en aproximadamente 4 hamburguesas.

3. Calienta el aceite en una sartén grande antiadherente a fuego medio-alto. Cuando el aceite empiece a brillar, añade las hamburguesas.

4. Cocina las hamburguesas durante unos 4 minutos por cada lado, o hasta que estén doradas y bien hechas.

5. Transfiere las hamburguesas a un plato forrado con papel absorbente para eliminar el exceso de aceite. ¡Sirve y disfruta!

NOTA

• Para preparar con antelación, duplica la cantidad y congela. Envuelve cada hamburguesa individualmente en film transparente y colócalas en una bolsa con cierre hermético o apta para congelador. Guarda en el congelador hasta 3 meses.

POR RACIÓN (1 hamburguesa) Calorías: 120; Grasa total: 6,5g; Proteínas: 15g; Hidratos de carbono: 0g; Fibra: 0g

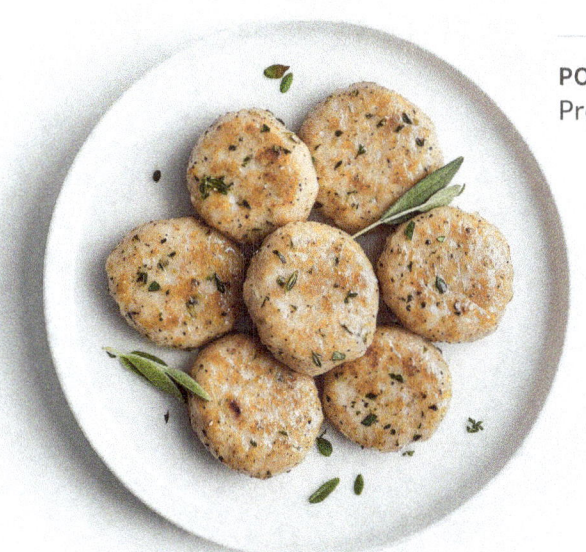

TORTITAS DE BONIATO

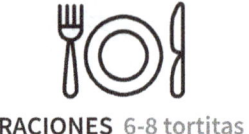 **RACIONES** 6-8 tortitas

 **PREPARACIÓN** 10 min

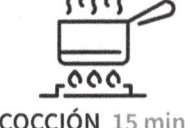 **COCCIÓN** 15 min

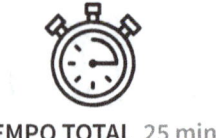 **TIEMPO TOTAL** 25 min

INGREDIENTES

1 taza de puré de boniato (ver notas)

2 huevos grandes

½ taza de leche de almendras sin azúcar

¾ taza de harina sin gluten para todo uso (ver notas)

2-3 cucharadas de sirope de arce

1 cucharada de aceite de oliva

1 cucharadita de levadura en polvo

¼ cucharadita de sal

½ cucharadita de canela en polvo (opcional, para fase de mantenimiento)

POR RACIÓN (2 tortitas) Calorías: 220; Grasa total: 4g; Proteínas: 4g; Carbohidratos: 34g; Fibra: 2g

PREPARACIÓN

1. En un bol, combina el puré de boniato, los huevos, la leche de almendras y el sirope de arce. Bate hasta que estén bien mezclados.
2. Sobre la mezcla de boniato, espolvorea uniformemente la harina, la levadura en polvo, la sal y la canela (si la utilizas). Remueve hasta que la masa quede suave.
3. Calienta el aceite en una sartén antiadherente grande a fuego medio. Una vez caliente, vierte porciones de ⅓ de taza de masa en la sartén. Cocina hasta que aparezcan burbujas en la superficie de las tortitas, aproximadamente 2-4 minutos.
4. Da la vuelta a las tortitas y cocina durante otros 2-3 minutos hasta que estén doradas y bien hechas.
5. Repite con el resto de la masa, haciendo aproximadamente 6-8 tortitas.
6. Sirve las tortitas con sirope de arce adicional por encima, si lo desea.

NOTAS

- Para hacer puré de boniato, hornea o hierve boniatos pelados hasta que estén tiernos, luego májalos hasta obtener un puré suave.
- Puedes sustituir la harina sin gluten por harina de avena u otra mezcla sin gluten de tu preferencia.

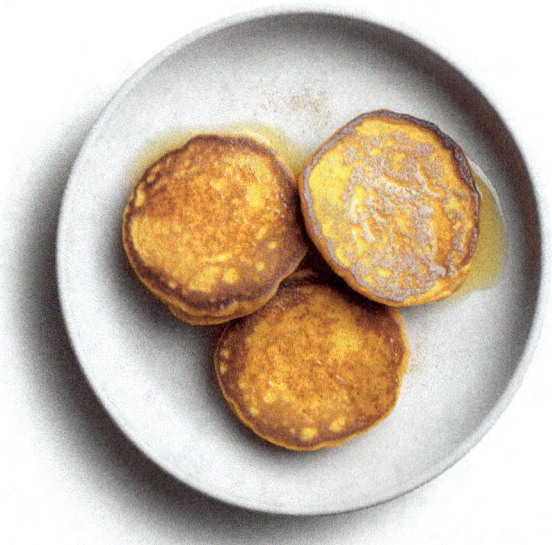

TORTILLA ESPAÑOLA

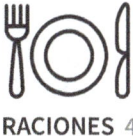
RACIONES 4

PREPARACIÓN 10 min

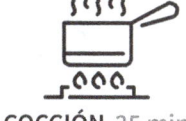
COCCIÓN 25 min

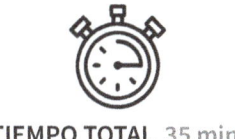
TIEMPO TOTAL 35 min

INGREDIENTES

450 gramos de patatas, peladas y cortadas en dados (aproximadamente 1⅔ tazas)

½ taza de puerro (solo la parte blanca), cortado en dados

3 huevos grandes, ligeramente batidos

3 claras de huevo, ligeramente batidas

1 cucharada de aceite de oliva

2 cucharadas de perejil fresco, finamente picado

2 cucharadas de albahaca fresca, finamente picada

Sal al gusto

Ramitas de hierbas frescas (opcional, para decorar)

PREPARACIÓN

1. En una cazuela grande, cubre las patatas con agua y lleva a ebullición. Cocina destapado durante 3 minutos. Retira del fuego, tapa y deja reposar durante unos 10 minutos o hasta que las patatas estén tiernas. Escurre bien.

2. Calienta el aceite en una sartén antiadherente honda de 25 centímetros a fuego medio. Añade el puerro cortado en dados y cocina durante unos 8 minutos, removiendo ocasionalmente.

3. Añade las patatas escurridas a la sartén y continúa cocinando durante 5 minutos más.

4. En un bol, mezcla los huevos enteros, las claras de huevo, el perejil y la albahaca. Sazona con sal.

5. Vierte la mezcla de huevo sobre las patatas en la sartén. Reduce el fuego y cocina destapado durante unos 10 minutos, o hasta que la parte inferior de la tortilla esté dorada y cuajada.

6. Opcionalmente, dora la parte superior bajo el grill o en un horno tostador durante unos minutos.

7. Decora con ramitas de hierbas frescas si lo deseas, y sirve.

POR RACIÓN (¼ de la tortilla) Calorías: 168; Grasa total: 7g; Proteínas: 10g; Carbohidratos: 12g; Fibra: 2g

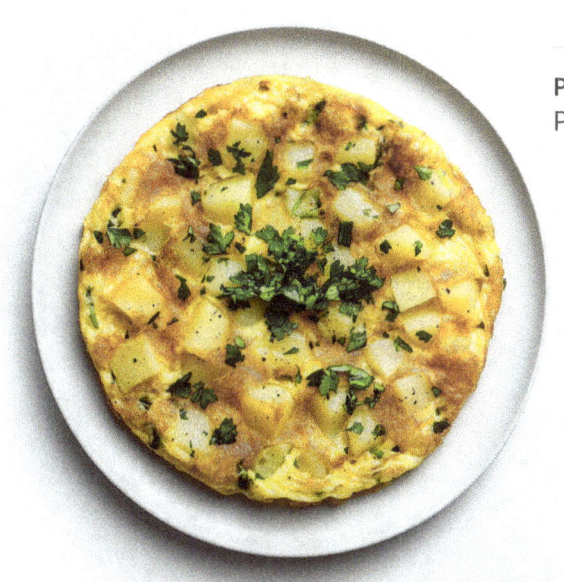

AVENA AL HORNO

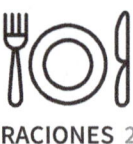
RACIONES 2

PREPARACIÓN 5 min

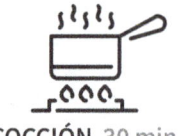
COCCIÓN 30 min

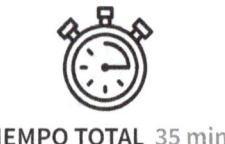
TIEMPO TOTAL 35 min

INGREDIENTES

1 taza de copos de avena de cocción rápida

½ taza de leche de almendras sin azúcar

1 plátano mediano

1 huevo grande

2 cucharadas de sirope de arce o miel

1 cucharadita de levadura en polvo

1 cucharadita de extracto de vainilla

1 cucharadita de canela en polvo (opcional, para fase de mantenimiento)

Una pizca de sal

PREPARACIÓN

1. Precalienta el horno a 190°C.

2. En una batidora, mezcla los copos de avena, la leche de almendras, el plátano, el huevo, el sirope de arce o la miel, la levadura en polvo, el extracto de vainilla, la canela (si la usas) y una pizca de sal. Bate durante aproximadamente 1 minuto hasta que quede suave.

3. Vierte la masa en 2-3 ramequines pequeños, o duplica la cantidad para un molde grande de 33x23 cm.

4. Hornea en el horno precalentado durante 30 minutos, o hasta que la avena esté cuajada y ligeramente dorada por encima.

5. Saca del horno y, si lo deseas, rocía con sirope de arce adicional. ¡Sirve y disfruta!

POR RACIÓN (aproximadamente 1 taza) Calorías: 305; Grasa total: 6g; Proteínas: 9g; Carbohidratos: 49g; Fibra: 5g

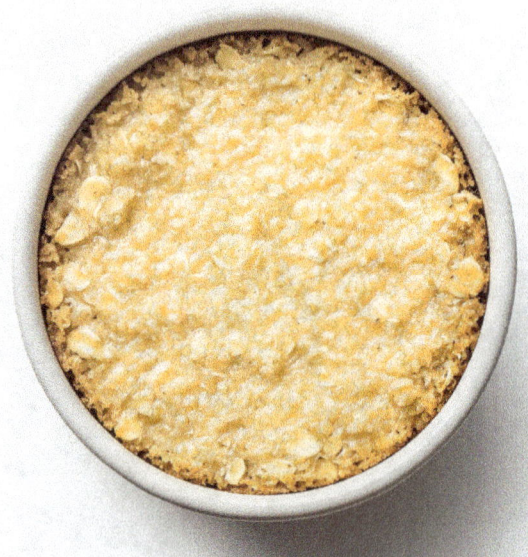

PUDÍN DE CHÍA Y MANGO

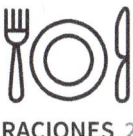

RACIONES 2

PREPARACIÓN 5 min

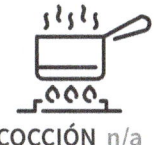

COCCIÓN n/a

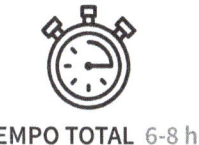

TIEMPO TOTAL 6-8 h

INGREDIENTES

1 mango grande, pelado y cortado en rodajas

1 taza de leche de almendras sin endulzar

2-3 cucharadas de sirope de arce o miel

¼ de taza de semillas de chía

Opcional para decorar: mango adicional picado, copos de coco

PREPARACIÓN

1. En una batidora o procesador de alimentos, combina las rodajas de mango y ½ taza de la leche de almendras. Procesa hasta obtener un puré suave.

2. Vierte el puré de mango en un recipiente grande. Añade la ½ taza restante de leche de almendras, el sirope de arce (o miel) y las semillas de chía, si las utilizas.

3. Mezcla bien con una cuchara o tenedor, luego deja reposar la mezcla durante unos 10 minutos. Remueve de nuevo para garantizar una distribución uniforme de las semillas de chía.

4. Cubre el recipiente y refrigera durante toda la noche, o al menos durante 6 horas, para permitir que las semillas de chía absorban el líquido y espesen el pudín.

5. Antes de servir, remueve el pudín una vez más. Si lo deseas, decora con mango picado adicional y copos de coco para añadir sabor y textura extra.

POR RACIÓN (aproximadamente ¾ de taza) Calorías: 267; Grasa total: 8g; Proteínas: 5g; Carbohidratos: 37g; Fibra: 9g

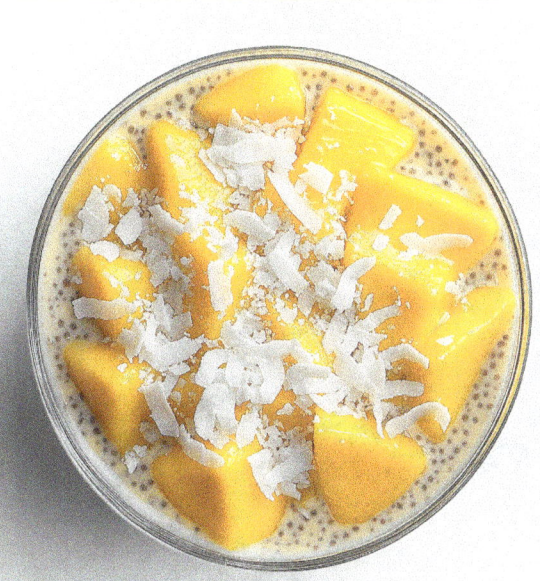

TOSTADAS FRANCESAS

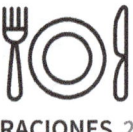 **RACIONES** 2

 **PREPARACIÓN** 10 min

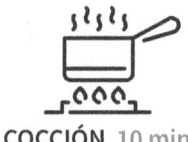 **COCCIÓN** 10 min

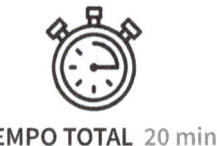 **TIEMPO TOTAL** 20 min

INGREDIENTES

1 huevo grande, batido

1 clara de huevo

½ taza de leche de almendras

½ cucharadita de extracto de vainilla

4 rebanadas de pan sin gluten

Una pizca de sal

¼ de cucharadita de canela en polvo (opcional, para fase de mantenimiento)

PREPARACIÓN

1. En un bol mediano, bate el huevo, la clara, la leche de almendras, el extracto de vainilla, la sal y la canela (si la utilizas) hasta que estén bien mezclados.

2. Vierte la mezcla de huevo en un plato poco profundo. Remoja cada rebanada de pan en la mezcla durante unos 3 minutos por cada lado, asegurándote de que queden bien empapadas pero que no se deshagan.

3. Calienta una sartén grande antiadherente a fuego medio-alto y engrásala con aceite de coco o spray antiadherente.

4. Coloca las rebanadas de pan empapadas en la sartén. Cocina durante 3 o 4 minutos por cada lado o hasta que el pan esté dorado y la mezcla de huevo se haya cuajado.

5. Sirve las tostadas francesas cubiertas con sirope de arce o tus coberturas preferidas.

POR RACIÓN (2 rebanadas) Calorías: 205; Grasa total: 7g; Proteínas: 6g; Carbohidratos: 27g; Fibra: 1g

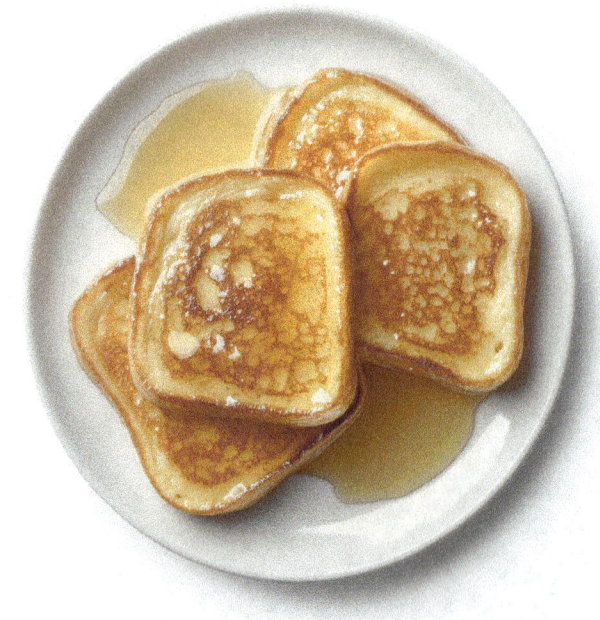

CREMA DE ARROZ

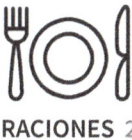
RACIONES 2

PREPARACIÓN 10 min

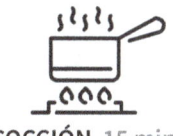
COCCIÓN 15 min

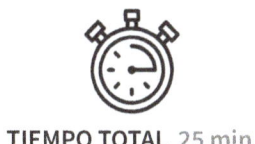
TIEMPO TOTAL 25 min

INGREDIENTES

½ taza de arroz blanco crudo

2 ¼ tazas de leche de almendras

Pizca de sal

Aderezos opcionales: rodajas de plátano, coco rallado, nueces picadas, sirope de arce

PREPARACIÓN

1. Tritura de forma gruesa el arroz blanco utilizando una batidora o un molinillo de café.

2. Vierte la leche de almendras en una cazuela mediana y llévala a ebullición a fuego medio, removiendo constantemente para evitar que se queme.

3. Incorpora el arroz triturado y una pizca de sal. Reduce el fuego a bajo.

4. Tapa la cazuela y deja que cueza a fuego lento durante 5 a 15 minutos, o hasta que la mezcla haya espesado a la consistencia deseada, removiendo ocasionalmente. Vigila de cerca la mezcla y añade más leche de almendras según sea necesario para evitar que el arroz se pegue al fondo de la cazuela.

5. Sirve la crema de arroz decorada con tus ingredientes preferidos: rodajas de plátano, coco rallado, nueces picadas o un chorrito de sirope de arce.

POR RACIÓN (aproximadamente 1 taza) Calorías: 234; Grasa total: 3g; Proteínas: 4g; Carbohidratos: 44g; Fibra: 2g

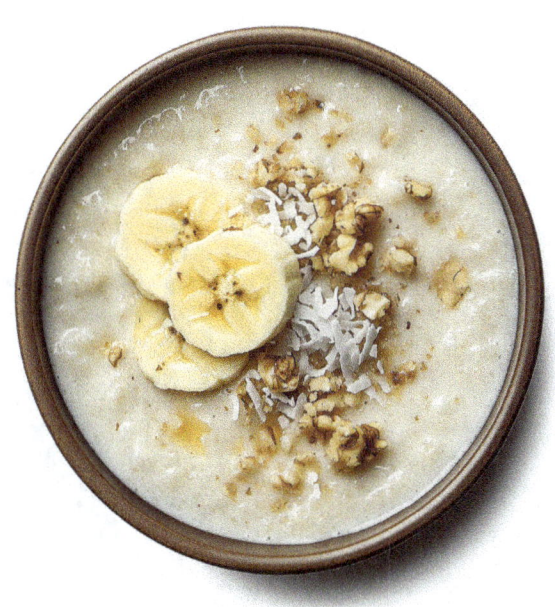

GOFRES DE AVENA

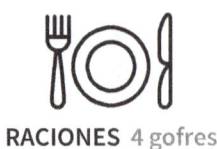
RACIONES 4 gofres

PREPARACIÓN 10 min

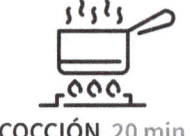
COCCIÓN 20 min

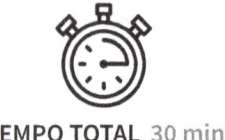
TIEMPO TOTAL 30 min

INGREDIENTES

2 tazas de harina de avena

1 taza de leche de almendras sin azúcar

1 huevo grande

2 claras de huevo grandes

1 cucharada de sirope de arce o miel

2 cucharaditas de levadura en polvo

1 cucharadita de extracto de vainilla

Aceite de coco para engrasar

Aderezos opcionales: sirope de arce, crema de almendras y/o frutas con un pH superior a 5

PREPARACIÓN

1. En una batidora, mezcla la harina de avena, la leche de almendras, el huevo entero, las claras de huevo, la levadura en polvo, el sirope de arce y la vainilla. Bate hasta obtener una mezcla homogénea. Deja reposar la masa para que espese durante unos 10 minutos.

2. Precalienta la gofrera y engrasa cada lado con ½ cucharadita de aceite de coco o spray antiadherente.

3. Vierte aproximadamente ¾ de taza de la masa en la gofrera caliente y cierra la tapa. Cocina durante 6 a 8 minutos o hasta que el gofre esté dorado.

4. Retira el gofre y colócalo en un plato o en un horno a 200°C para mantenerlo caliente. Repite con el resto de la masa, engrasando la gofrera cada vez.

5. Sirve inmediatamente con tus aderezos favoritos.

NOTA

· Guarda los gofres restantes entre papel de horno en la nevera hasta 4 días o congélalos hasta 2 meses. Para mejores resultados, recalienta los gofres en un horno tostador.

POR RACIÓN (1 gofre) Calorías: 277; Grasa total: 6g; Proteínas: 11g; Carbohidratos: 38g; Fibra: 6g

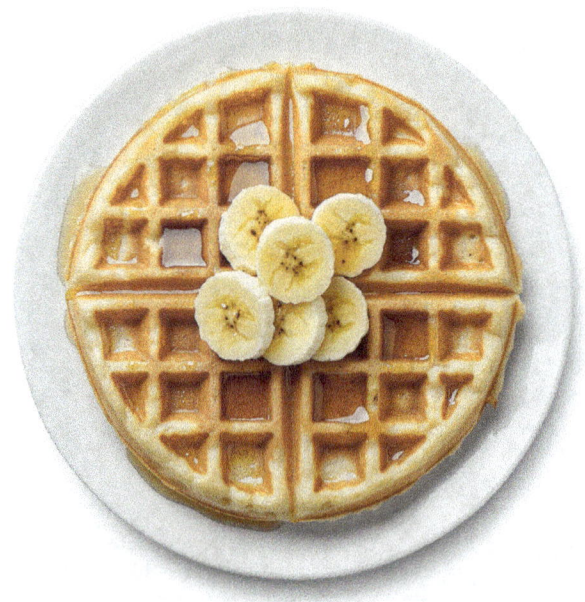

TORTITAS DE HARINA DE COCO

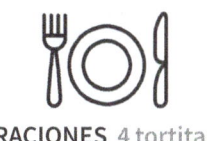

RACIONES 4 tortitas

PREPARACIÓN 5 min

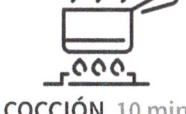

COCCIÓN 10 min

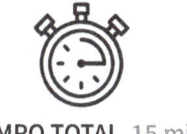

TIEMPO TOTAL 15 min

INGREDIENTES

⅓ taza de harina de coco

2 claras de huevo

1 huevo grande

2 cucharadas de leche de almendras sin azúcar

1 cucharada de aceite de coco, derretido

½ cucharadita de levadura en polvo

¼ cucharadita de bicarbonato de sodio

1 cucharada de sirope de arce o miel

1 cucharadita de extracto puro de vainilla

Una pizca de sal

PREPARACIÓN

1. En un recipiente grande, mezcla la harina de coco, la levadura en polvo, el bicarbonato de sodio y la sal.

2. En otro recipiente, bate los huevos, la leche de almendras, el aceite de coco derretido, el sirope de arce y el extracto de vainilla hasta que estén bien mezclados.

3. Incorpora gradualmente los ingredientes secos a los húmedos, removiendo hasta que estén apenas combinados para evitar que las tortitas queden duras.

4. Calienta una sartén ligeramente engrasada a fuego medio. Vierte aproximadamente ¼ de taza de masa por tortita en la sartén.

5. Cocina cada tortita durante 2-3 minutos por cada lado, o hasta que estén doradas y bien hechas. Comprueba si están listas levantando suavemente un borde de la tortita.

6. Repite el proceso con el resto de la masa, engrasando la sartén según sea necesario entre tandas.

7. Sirve con tus coberturas favoritas.

NOTAS

- Deja reposar la masa durante unos 5 minutos antes de cocinarla para mejorar su esponjosidad.

- Si la masa está demasiado espesa, añade un poco más de leche o agua para conseguir una consistencia que se pueda verter.

- Guarda las tortitas en un recipiente hermético en la nevera hasta tres días o congélalas hasta tres meses con papel de horno entre cada tortita.

POR RACIÓN (1 tortita) Calorías: 112; Grasa total: 5g; Proteínas: 5g; Carbohidratos: 6g; Fibra: 3g

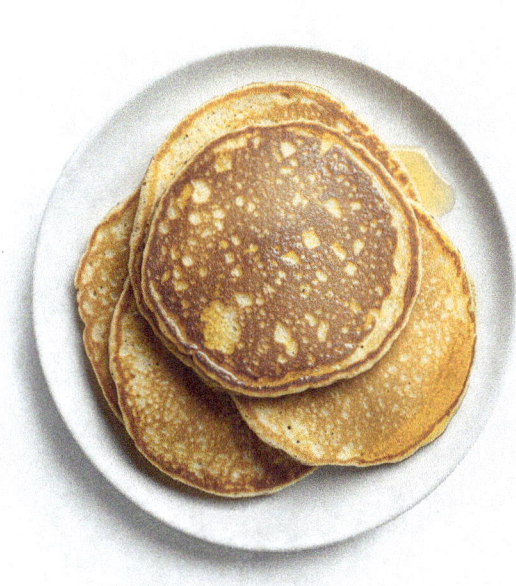

GACHAS DE TRIGO SARRACENO

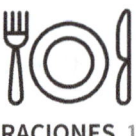  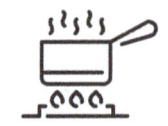 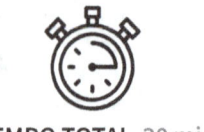

RACIONES 1 **PREPARACIÓN** 15 min **COCCIÓN** 15 min **TIEMPO TOTAL** 30 min

INGREDIENTES

½ taza de granos de alforfón, remojados y escurridos (ver nota)

½ taza de leche de almendras sin endulzar

¼ taza de agua

1 cucharadita de extracto de vainilla

1-2 cucharadas de sirope de arce

Una pizca de canela en polvo (opcional)

PREPARACIÓN

1. En una cazuela antiadherente, mezcla el agua, la leche de almendras y el sirope de arce. Si vas a usar proteína en polvo, bátela hasta que esté completamente incorporada. Lleva la mezcla a ebullición a fuego medio.

2. Añade los granos de alforfón, remueve y cubre con una tapa. Reduce el fuego y cocina a fuego lento durante 8-10 minutos, removiendo ocasionalmente, hasta que se absorba todo el líquido. Es normal que se forme una capa marrón en la parte superior; esto no afecta al sabor.

3. Retira la cazuela del fuego. Incorpora la vainilla y, si lo deseas, la canela. Tapa y deja reposar durante 5 minutos para que los sabores se mezclen.

4. Destapa y ahúeca las gachas con un tenedor antes de servir. Disfrútalas tibias.

NOTA

- Para remojar los granos de alforfón, colócalos en un bol con agua durante unas horas o toda la noche; esto ayuda a ablandarlos y reduce el tiempo de cocción. Escurre y aclara bien antes de usar.

POR RACIÓN (aproximadamente 1 taza)
Calorías: 264; Grasa total: 10g; Proteínas: 6g; Carbohidratos: 32g; Fibra: 5g

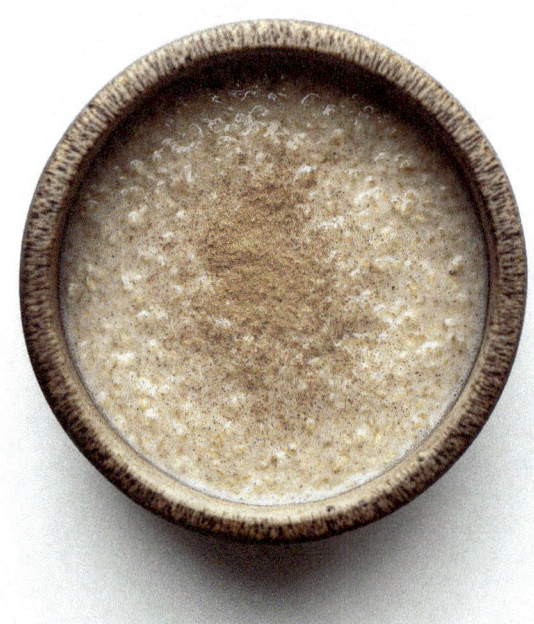

COMPOTA DE FRUTAS VARIADAS

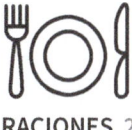

RACIONES 2

PREPARACIÓN 10 min

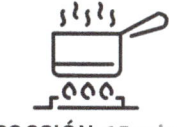

COCCIÓN 15 min

TIEMPO TOTAL 25 min

INGREDIENTES

1 plátano en rodajas

1 taza de melón, en cubos

1 pera asiática, sin corazón y en rodajas

1 taza de sandía, en cubos

1 fruta del dragón, pelada y en cubos

¼ taza de agua

2 cucharadas de sirope de arce (opcional, para añadir dulzor)

½ cucharadita de canela en polvo (opcional, para fase de mantenimiento)

PREPARACIÓN

1. En una cazuela mediana, combina las frutas con el agua, el sirope de arce y la canela si la usas.

2. Pon la cazuela a fuego medio y lleva la mezcla a un hervor suave, removiendo de vez en cuando.

3. Deja que las frutas se cocinen a fuego lento durante 10-15 minutos hasta que estén tiernas pero conserven algo de textura.

4. Retira del fuego y deja que las frutas cocidas se enfríen un poco antes de servir.

5. Sirve o refrigera para enfriar y disfrutar como un postre fresco. Este plato es excelente como cobertura para avena o por sí solo como un desayuno ligero.

NOTA

• Los restos pueden conservarse en un recipiente hermético en el frigorífico hasta 3 días. Disfrútalos fríos o ligeramente recalentados.

POR RACIÓN (aproximadamente 1½ tazas) Calorías: 136; Grasa total: 0g; Proteínas: 2g; Carbohidratos: 27g; Fibra: 5g

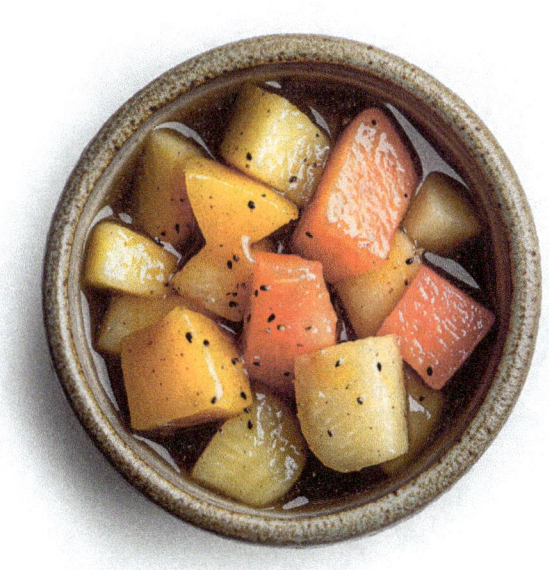

QUICHE DE ESPINACAS SIN CORTEZA

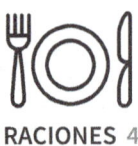

RACIONES 4

PREPARACIÓN 15 min

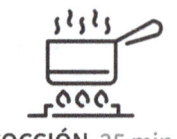

COCCIÓN 35 min

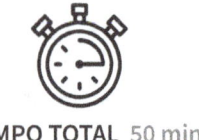

TIEMPO TOTAL 50 min

INGREDIENTES

1 puerro (solo la parte blanca), picado en dados

6 tazas de espinacas frescas, picadas groseramente

2 cucharadas de aceite de oliva

2 huevos enteros, batidos

2 claras de huevo

1 ½ tazas de leche de almendra sin azúcar

1 cucharadita de perejil seco

1 cucharadita de sal

¼ cucharadita de asafétida (opcional)

POR RACIÓN (¼ del quiche) Calorías: 135; Grasa total: 10g; Proteínas: 6g; Carbohidratos: 4g; Fibra: 1g

PREPARACIÓN

1. Precalienta el horno a 200°C. Calienta el aceite de oliva en una sartén de hierro fundido de 30 cm a fuego medio-alto, luego añade los puerros picados y sofríelos durante unos 5 minutos hasta que estén transparentes.
2. Añade las espinacas frescas a la sartén y cocina durante 2 minutos más hasta que se marchiten, luego espolvorea con sal y asafétida, mezclando bien.
3. En un cuenco mediano, bate los huevos y la leche de almendra. Vierte esta mezcla sobre las espinacas y los puerros salteados en la sartén, removiendo hasta que todos los ingredientes estén distribuidos uniformemente.
4. Traslada la sartén a la rejilla media del horno y hornea durante 25 a 30 minutos, o hasta que el quiche esté firme al tacto.
5. Deja que el quiche se enfríe, luego guárdalo en un recipiente hermético en la nevera hasta por 5 días.

NOTAS

- Si no tienes una sartén de hierro fundido, puedes saltear los ingredientes en una sartén normal y luego transferirlos a una fuente para horno o molde de tarta para hornear.

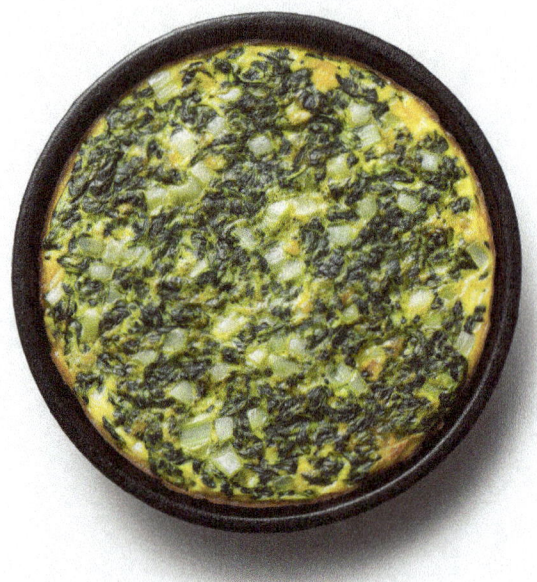

PAN DE CALABACÍN

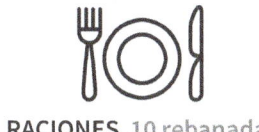 **RACIONES** 10 rebanadas

 **PREPARACIÓN** 15 min

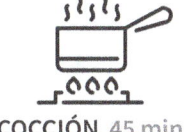 **COCCIÓN** 45 min

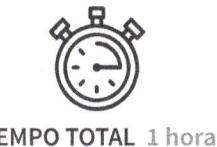 **TIEMPO TOTAL** 1 hora

INGREDIENTES

1 calabacín mediano

2 huevos grandes

1 ½ tazas de harina sin gluten (asegúrate de que contiene goma xantana)

¼ taza de aceite de oliva

½ taza de sirope de arce o miel

½ cucharadita de bicarbonato de sodio

½ cucharadita de levadura en polvo

½ cucharadita de ralladura de limón seca o fresca

1 cucharadita de extracto de vainilla

½ cucharadita de sal

1 cucharada de canela molida (opcional, para fase de mantenimiento)

PREPARACIÓN

1. Precalienta el horno a 177°C (350°F).

2. Engrasa un molde de pan de 10x20 cm con spray antiadherente sin gluten; se recomienda un molde de cristal para una cocción uniforme.

3. Ralla el calabacín con un rallador para obtener 1 taza de calabacín rallado; deja la piel y mantén la humedad.

4. En un bol grande, bate los huevos, el aceite de oliva, el sirope de arce (o miel) y el extracto de vainilla hasta que estén bien combinados.

5. Añade la sal, el bicarbonato, la levadura en polvo, la ralladura de limón y la canela (si la usas) al bol. Mézclalos con los ingredientes húmedos antes de incorporar la harina sin gluten para asegurar una distribución uniforme.

6. Incorpora el calabacín rallado a la masa hasta que todo esté bien combinado.

7. Vierte la masa en el molde preparado, extendiéndola uniformemente.

8. Hornea en el centro del horno durante 45-55 minutos, o hasta que un palillo insertado en el centro del pan salga limpio. Vigila el pan mientras se hornea, ya que las temperaturas de los hornos pueden variar.

9. Deja que el pan se enfríe en el molde antes de transferirlo a una rejilla para que se enfríe completamente.

10. Corta y sirve. Guarda las sobras en un recipiente hermético a temperatura ambiente durante 1-2 días o refrigera hasta una semana.

POR RACIÓN (1 rebanada) Calorías: 172; Grasa total: 6g; Proteínas: 2g; Carbohidratos: 25g; Fibra: 1g

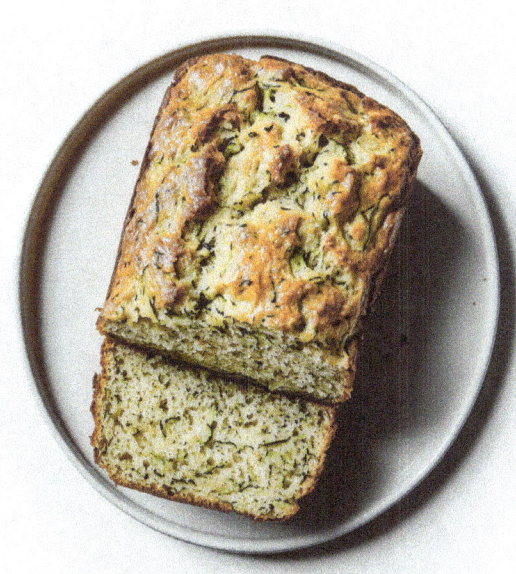

BATIDO DE PLÁTANO Y AGUACATE

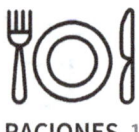 **RACIONES** 1

 **PREPARACIÓN** 5 min

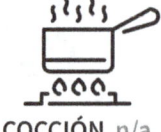 **COCCIÓN** n/a

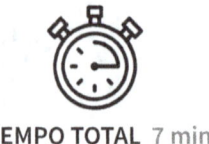 **TIEMPO TOTAL** 7 min

INGREDIENTES

1 plátano maduro

¼ taza de aguacate triturado

1 ½ tazas de leche de almendras

1 cucharada de sirope de arce

½ cucharadita de jengibre fresco rallado (opcional)

PREPARACIÓN

1. Coloca todos los ingredientes en una batidora y bate hasta conseguir una mezcla homogénea.

2. ¡Sirve inmediatamente y disfruta!

POR RACIÓN (aproximadamente 2 tazas) Calorías: 280; Grasa total: 9g; Proteínas: 4g; Carbohidratos: 42g; Fibra: 7g

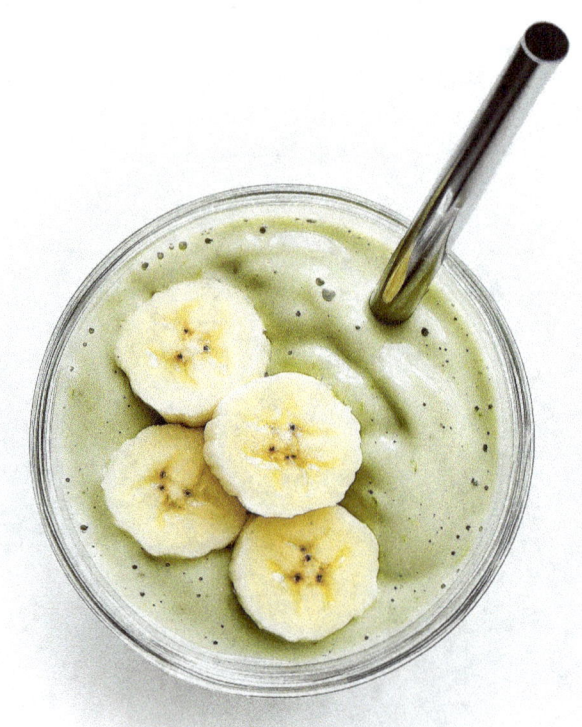

PUDDING DE CHÍA CON ARÁNDANOS

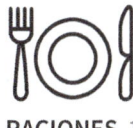

RACIONES 1

PREPARACIÓN 10 min

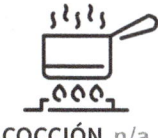

COCCIÓN n/a

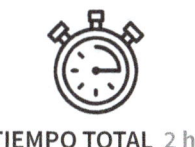

TIEMPO TOTAL 2 h

INGREDIENTES

125 ml de leche de almendras

60 g de arándanos frescos

2 cucharadas de semillas de chía

1 cucharada de sirope de arce o miel

½ cucharadita de extracto de vainilla (opcional)

PREPARACIÓN

1. Combina la leche de almendras y los arándanos en una batidora. Tritura hasta obtener una mezcla homogénea.

2. Vierte la mezcla de leche de almendras y arándanos en un tarro con cierre hermético o en un bol. Incorpora las semillas de chía, el sirope de arce y el extracto de vainilla, si lo usas. Mezcla bien para combinar todos los ingredientes.

3. Deja reposar la mezcla durante unos 10 minutos, luego vuelve a remover para asegurarte de que no quedan grumos.

4. Refrigera el pudding durante al menos 2 horas, aunque dejarlo toda la noche proporcionará mejores resultados.

5. Antes de servir, remueve el pudding una vez más para mezclarlo bien. Sírvelo frío, con un chorrito de sirope de arce por encima y otros ingredientes de tu elección.

POR RACIÓN (aproximadamente 1 taza) Calorías: 198; Grasa total: 7 g; Proteínas: 4 g; Carbohidratos: 23 g; Fibra: 8 g

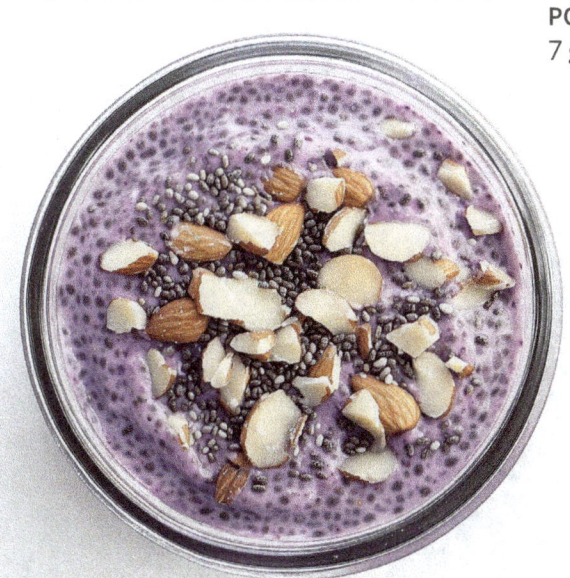

REVUELTO DE CALABAZA CON PAVO

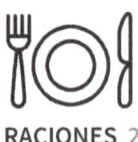

RACIONES 2

PREPARACIÓN 25 min

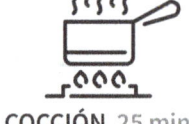

COCCIÓN 25 min

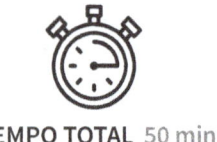

TIEMPO TOTAL 50 min

INGREDIENTES

½ kilo de pavo picado magro (aproximadamente 1 taza)

½ taza de calabaza, en cubos

1 taza de kale, picado

1 taza de champiñones, cortados en dados

2 cucharadas de caldo de pollo o verduras (opcional)

½ cucharadita de orégano seco

½ cucharadita de asafétida (opcional)

1 cucharada de aceite de oliva

½ cucharadita de sal

1 ramita de tomillo fresco

2 cucharaditas de salvia fresca, picada

POR RACIÓN (aproximadamente 1 taza) Calorías: 162; Grasa total: 9g; Proteínas: 17g; Carbohidratos: 3g; Fibra: 2g

PREPARACIÓN

1. En un bol pequeño, mezcla la sal, el orégano y la asafétida (si la usas) para preparar la mezcla de condimentos.
2. Calienta una sartén mediana a fuego medio. Añade el pavo picado y la mezcla de condimentos preparada. Cocina hasta que el pavo esté dorado, removiendo de vez en cuando para desmenuzarlo. Retira el pavo de la sartén y resérvalo.
3. En la misma sartén, añade el aceite de oliva seguido de los champiñones en dados y las hojas de la ramita de tomillo fresco. Cocina durante unos 2 minutos, removiendo ocasionalmente.
4. Añade los cubos de calabaza a la sartén, sazona con un poco más de sal y cocina, removiendo de vez en cuando, hasta que la calabaza esté tierna.
5. Vuelve a incorporar el pavo dorado a la sartén. Añade el caldo (si lo usas) y la salvia fresca. Reduce el fuego y cocina a fuego lento durante 2 o 3 minutos más.
6. Incorpora el kale picado y cocina justo hasta que se marchite.
7. Sirve y disfruta de los sabrosos sabores de la cosecha otoñal.

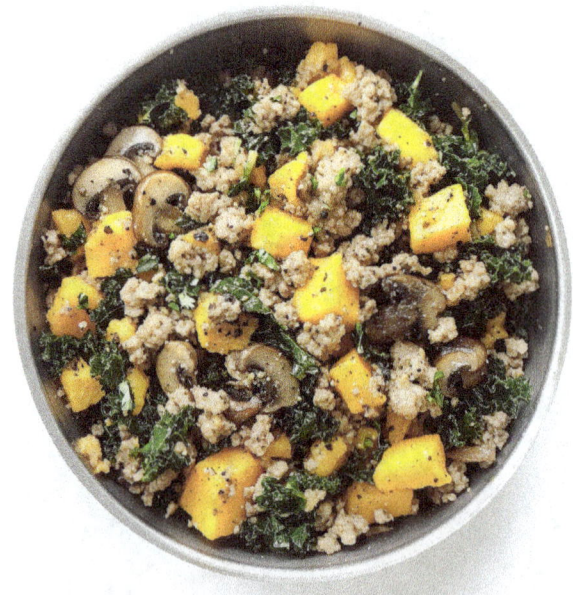

CREPES SIN GLUTEN

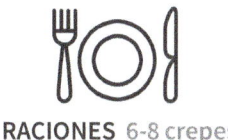
RACIONES 6-8 crepes

PREPARACIÓN 10 min

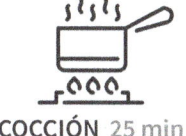
COCCIÓN 25 min

TIEMPO TOTAL 35 min

INGREDIENTES

1 ¼ tazas de leche de almendras sin azúcar

1 taza de harina multiusos sin gluten

3 cucharadas de aceite de coco, derretido

2 cucharadas de sirope de arce o miel

2 claras de huevo

1 ½ cucharaditas de extracto de vainilla

¼ cucharadita de goma xantana (opcional, omitir si tu mezcla de harina ya la contiene)

½ cucharadita de sal

PREPARACIÓN

1. En un bol grande, bate las claras de huevo con una batidora de mano o de pie hasta que queden suaves.
2. Añade gradualmente la leche de almendras, el aceite de coco derretido, el sirope de arce o miel, el extracto de vainilla, la harina sin gluten, la goma xantana (si la usas) y la sal a las claras de huevo. Mezcla a velocidad media durante 1 minuto hasta que la masa quede completamente suave.
3. Calienta una sartén grande antiadherente (de 25-30 cm) a fuego medio y engrásala ligeramente.
4. Vierte ¼ de taza de la masa en el centro de la sartén. Levanta e inclina la sartén para extender la masa en un círculo uniforme.
5. Cocina el crepe durante 30-45 segundos o hasta que la parte inferior esté ligeramente dorada. Da la vuelta con cuidado al crepe y cocina unos 30 segundos más hasta que el otro lado esté dorado.
6. Retira el crepe de la sartén y colócalo plano sobre un plato. Continúa con el resto de la masa.
7. Sirve los crepes, enrollados o doblados en triángulos, acompañados de tus rellenos y coberturas dulces o saladas favoritas.

NOTAS

- Para crepes más finos, ajusta la consistencia de la masa añadiendo un poco más de leche de almendras si es necesario. La masa debe ser muy fina y vertible.
- Los crepes cocinados pueden guardarse en la nevera hasta 5 días o congelarse entre capas de papel encerado en una bolsa apta para congelador hasta 2 meses. Recalienta en una sartén caliente o en el microondas antes de servir.

POR RACIÓN (1 crepe) Calorías: 122; Grasa total: 5g; Proteínas: 2g; Carbohidratos: 15g; Fibra: 1g

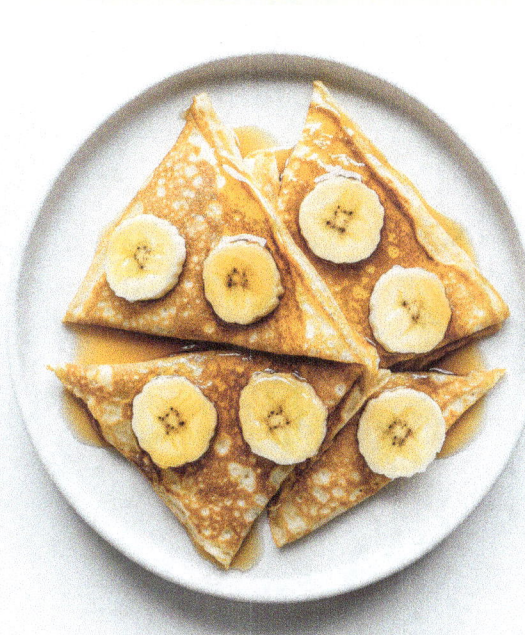

TOSTADAS DE BONIATO

 **RACIONES** 4 rebanadas

 **PREPARACIÓN** 5 min

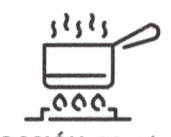 **COCCIÓN** 20 min

 **TIEMPO TOTAL** 25 min

INGREDIENTES

1 boniato grande

1 cucharada de aceite de oliva o aceite de coco (opcional)

Coberturas opcionales:

Dulce: rodajas de plátano, crema de almendra y sirope de arce

Salado: aguacate machacado, huevo revuelto y sal

PREPARACIÓN

1. Precalienta el horno a 200 grados centígrados y forra una bandeja de horno grande con papel de hornear.

2. Corta los extremos del boniato y córtalo a lo largo en rodajas de 1,25 cm de grosor. Coloca las rodajas en una sola capa sobre la bandeja de horno. Si utilizas aceite, pinta ligeramente la parte superior de las rodajas de boniato.

3. Hornea las rodajas de boniato durante 20 minutos, o hasta que estén tiernas al pincharlas con un tenedor.

4. Sirve las tostadas de boniato con tus coberturas preferidas o déjalas enfriar completamente y guárdalas en un recipiente hermético en la nevera durante 4-5 días como máximo.

5. Para recalentarlas, utiliza una tostadora o un horno tostador a temperatura media. Otra opción es precalentar el horno a 150 grados centígrados y recalentar las rodajas durante 10 minutos.

POR RACIÓN (1 rebanada sin coberturas) Calorías: 55; Grasa total: 3g; Proteínas: 1g; Hidratos de carbono: 6g; Fibra: 1g

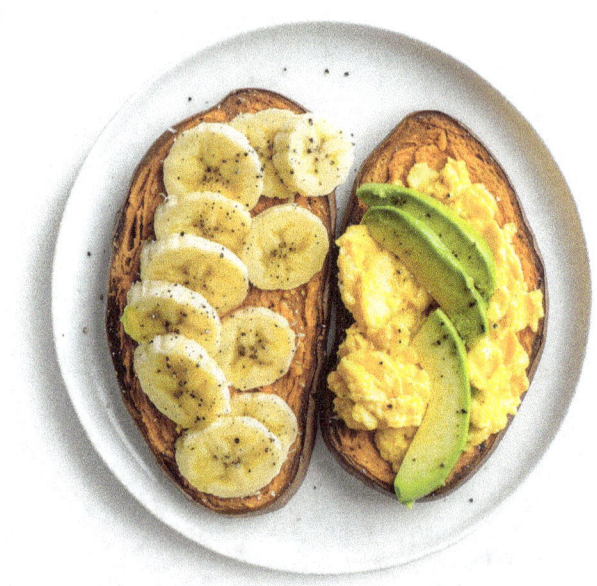

BAGELS SIN GLUTEN

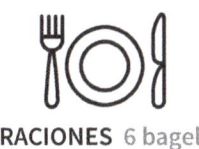 **RACIONES** 6 bagels

 **PREPARACIÓN** 20 min

 **COCCIÓN** 30 min

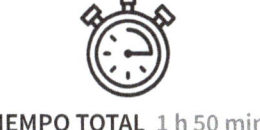 **TIEMPO TOTAL** 1 h 50 min

INGREDIENTES

1 taza de puré de patatas

2 claras de huevo

1 taza de agua templada (40 a 46 °C)

3 cucharadas de aceite de oliva

2 ¼ tazas de harina todo uso sin gluten

1 cucharadita de goma xantana (omitir si está incluida en la harina)

2 cucharadas de polvo de cáscara de psyllium

1 cucharadita de polvo de hornear

2 ¼ cucharaditas de levadura instantánea

1 cucharada de sirope de arce

¼ cucharadita de sal

1 cucharada de semillas de sésamo (opcional, para fase de mantenimiento)

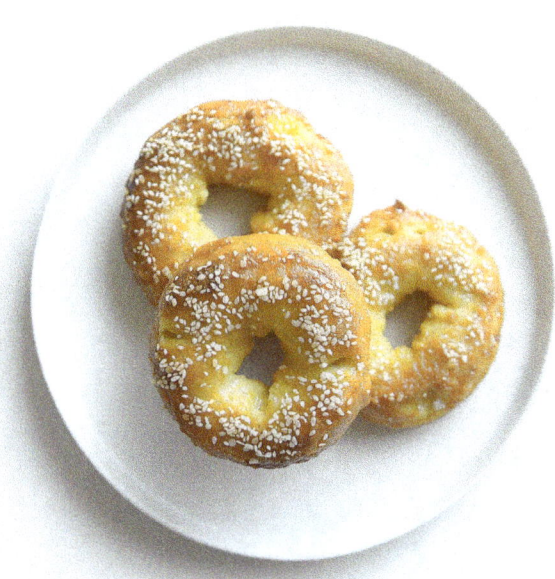

PREPARACIÓN

1. Forra una bandeja de horno con papel vegetal. Tamiza la harina, la goma xantana, el psyllium, el polvo de hornear, la levadura instantánea y la sal en un bol grande.
2. Bate el puré de patatas y las claras de huevo hasta que estén bien mezclados. Transfiere a un bol de mezclas; añade el agua templada, el sirope de arce y el aceite. Mezcla bien.
3. Incorpora gradualmente los ingredientes secos a los húmedos hasta formar una masa pegajosa.
4. Engrasa tus manos, forma seis bolas con la masa sobre la bandeja de horno. Aplana cada una y haz un agujero en el centro.
5. Cubre y deja reposar en un lugar cálido durante 1 hora.
6. Precalienta el horno a 180 °C. Pincela la masa con aceite y espolvorea con semillas de sésamo (si las utilizas).
7. Hornea durante 25-30 minutos hasta que estén dorados. Enfría sobre una rejilla.

NOTAS

- Para obtener un mejor levado, coloca la masa en un área cálida y sin corrientes. Si tu cocina está fría, un horno apagado con la luz encendida puede crear un entorno ideal para el levado.

- Después de hornear, deja que los bagels se enfríen completamente antes de guardarlos para mantener su textura. Se pueden conservar en un recipiente hermético hasta 5 días en el frigorífico o congelar hasta 2 meses.

POR RACIÓN (1 bagel) Calorías: 269; Grasa total: 7 g; Proteínas: 4 g; Carbohidratos: 43 g; Fibra: 3 g

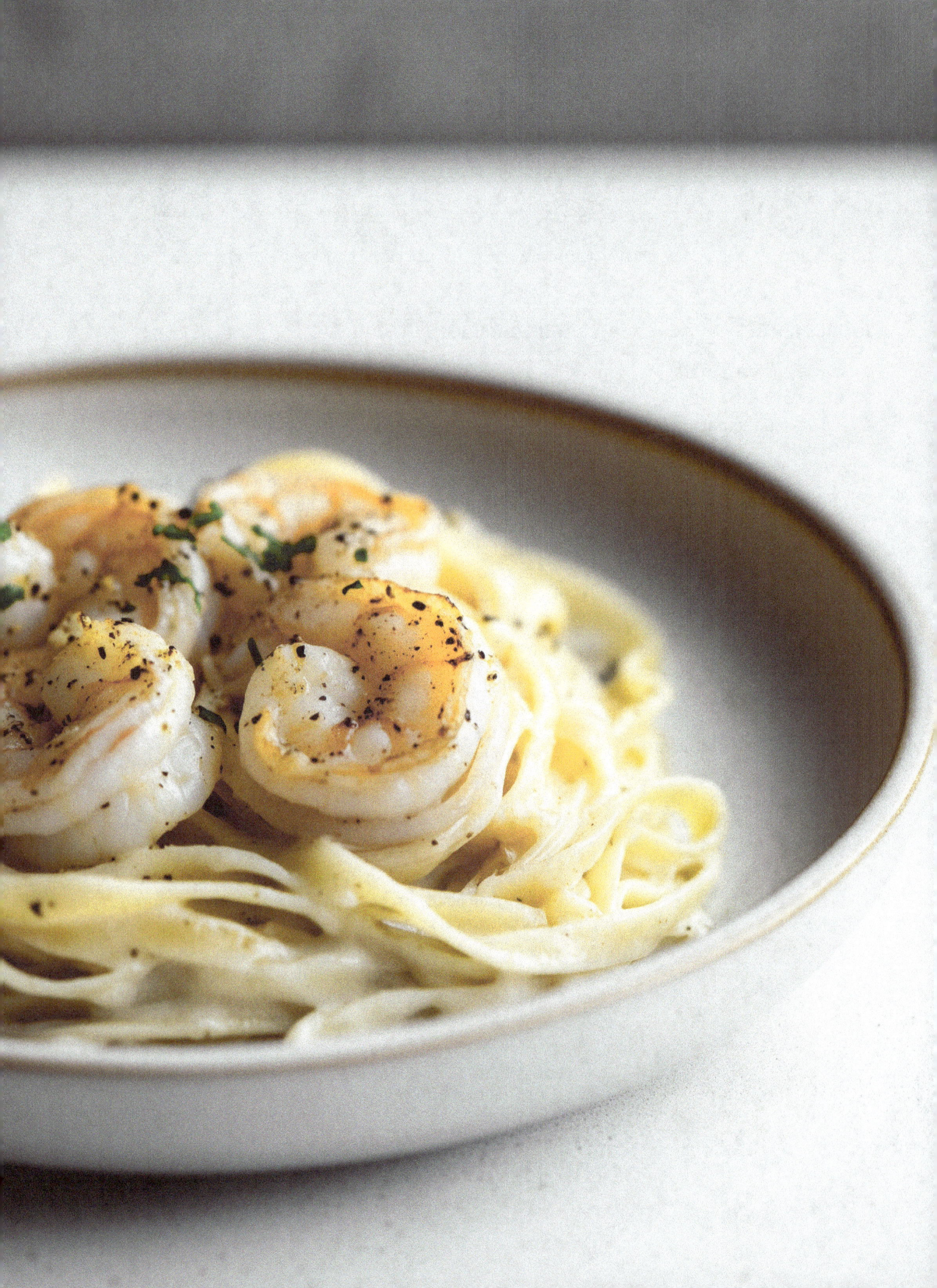

CAPÍTULO CINCO

PLATOS PRINCIPALES

NUGGETS DE POLLO CON BONIATO

 **RACIONES** 2

 **PREPARACIÓN** 15 min

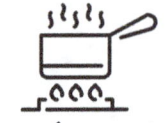 **COCCIÓN** 10 min

 **TIEMPO TOTAL** 25 min

INGREDIENTES

½ libra de pechuga de pollo picada (aproximadamente 1 taza)

1 taza de batata rallada (ver nota)

1 cucharada de harina de coco

2 cucharaditas de aceite de coco

½ cucharadita de sal

PREPARACIÓN

1. Precalienta el horno a 200 grados C. Engrasa una bandeja de horno con aceite de coco o spray antiadherente.

2. En un bol grande, mezcla el pollo picado, la batata rallada, el aceite de coco, la harina de coco y la sal. Remueve bien hasta que todos los ingredientes estén perfectamente integrados.

3. Forma pequeños nuggets ligeramente aplanados, de aproximadamente 2,5 cm de diámetro. Colócalos en la bandeja de horno preparada.

4. Hornea en el horno precalentado durante 8-10 minutos, dándoles la vuelta a mitad de cocción, hasta que el pollo esté completamente cocinado y los nuggets tengan un color dorado.

5. ¡Sirve los nuggets y disfruta!

NOTA

• Utiliza un procesador de alimentos para rallar la batata de forma rápida y eficiente.

POR RACIÓN (aproximadamente 6 nuggets) Calorías: 283; Grasa total: 8g; Proteínas: 28g; Carbohidratos: 23g; Fibra: 4g

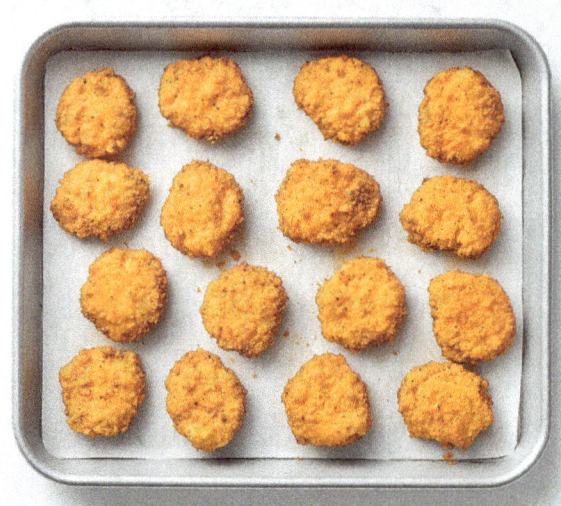

PASTA CON GAMBAS A LAS HIERBAS

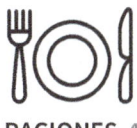

RACIONES 4

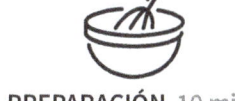

PREPARACIÓN 10 min

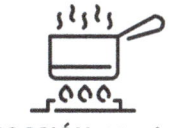

COCCIÓN 15 min

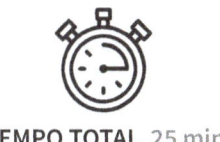

TIEMPO TOTAL 25 min

INGREDIENTES

450 gramos de gambas, peladas y desvenadas (aproximadamente 1 ¾ tazas)

225 gramos de pasta sin gluten (preferiblemente cabello de ángel)

2 cucharaditas de albahaca seca

1 cucharadita de orégano seco

1 cucharada de aceite de oliva

½ cucharadita de sal

¼ de taza de queso parmesano vegano rallado (opcional, para fase de mantenimiento; ver p. 181)

PREPARACIÓN

1. En una cazuela mediana, hierve agua y cocina la pasta según las instrucciones del paquete.

2. Engrasa una sartén grande con un poco de aceite de oliva o spray antiadherente. Colócala a fuego medio-alto y añade la cucharada de aceite de oliva. Incorpora el orégano, la albahaca, la sal y las gambas a la sartén. Remueve para cubrir las gambas con las hierbas y cocina durante unos 6 a 8 minutos, o hasta que las gambas estén rosadas y bien cocinadas, dándoles la vuelta una vez.

3. Escurre la pasta y mézclala con las gambas en la sartén.

4. Espolvorea con el queso parmesano vegano si lo usas, y sirve inmediatamente.

POR RACIÓN (aproximadamente 1 taza) Calorías: 214; Grasa total: 4g; Proteínas: 31g; Carbohidratos: 10g; Fibra: 2g

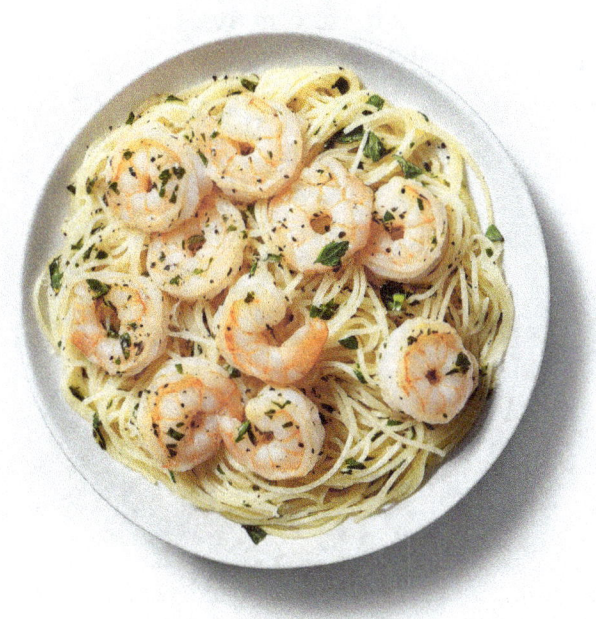

SALTEADO DE POLLO Y JUDÍAS VERDES

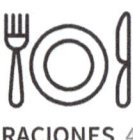 **RACIONES** 4

 **PREPARACIÓN** 10 min

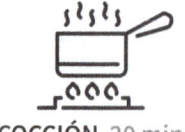 **COCCIÓN** 30 min

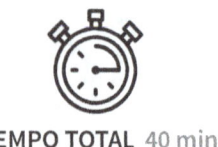 **TIEMPO TOTAL** 40 min

INGREDIENTES

450 gramos de pollo picado magro (aproximadamente 2 tazas)

3 tazas de judías verdes, sin rabos

⅓ taza de caldo de pollo (opcional, ver p. 172)

¼ taza de aminoácidos de coco

1 cucharada de sirope de arce (opcional)

2 cucharaditas de aceite de sésamo

2 cucharaditas de harina de arrurruz (o fécula de patata)

¼ cucharadita de jengibre picado

POR RACIÓN (aproximadamente 1 taza)
Calorías: 207; Grasa total: 8g; Proteínas: 7g; Carbohidratos: 10g; Fibra: 2g

PREPARACIÓN

1. En un cuenco pequeño, combina los aminoácidos de coco, el caldo de pollo y el sirope de arce (si lo usas). Reserva.

2. Calienta una sartén a fuego medio, añade el aceite de sésamo y el jengibre picado, y saltea durante 1-2 minutos, removiendo con frecuencia.

3. Añade el pollo picado y cocina durante unos 5 minutos, o hasta que ya no esté rosado.

4. Vierte la mezcla de aminoácidos de coco en la sartén, añade las judías verdes, tapa y continúa cocinando, removiendo ocasionalmente, hasta que las judías estén tiernas, aproximadamente 15-20 minutos.

5. En un cuenco pequeño aparte, mezcla la harina de arrurruz con 2 cucharadas del caldo o agua hasta que quede una mezcla homogénea. Añade esto a la sartén, remueve bien y cocina durante un minuto adicional para espesar la salsa.

6. Retira del fuego y sirve inmediatamente.

NOTA

• Si utilizas caldo de pollo comprado, asegúrate de que no contenga ingredientes potencialmente irritantes como cebolla, ajo o ácido cítrico. Como alternativa, considera hacer el tuyo propio siguiendo la receta.

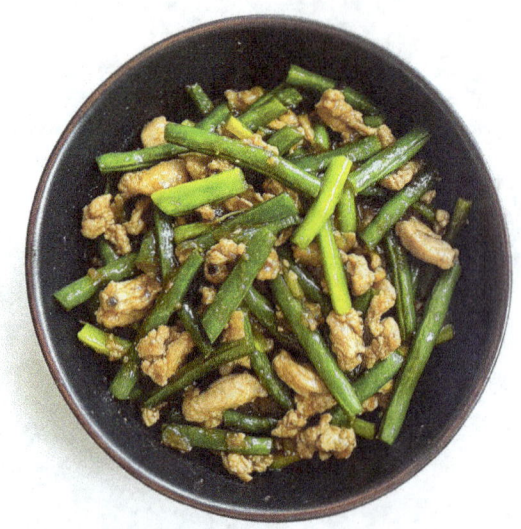

POLLO CON COSTRA DE ALMENDRAS

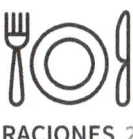 **RACIONES** 2

 **PREPARACIÓN** 15 min

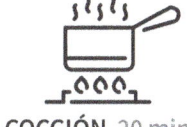 **COCCIÓN** 20 min

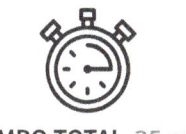 **TIEMPO TOTAL** 35 min

INGREDIENTES

1 pechuga de pollo deshuesada y sin piel, cortada en tiras

½ taza de harina de almendra blanqueada

1 huevo, batido

½ cucharadita de orégano seco

¼ de cucharadita de albahaca seca

½ cucharadita de sal

Aceite de oliva para rociar

PREPARACIÓN

1. Precalienta el horno a 190°C y forra una bandeja de horno con papel vegetal.

2. Mezcla el orégano, la albahaca, la sal y la harina de almendra en un cuenco pequeño y extiéndelo en un plato o en un cuenco poco profundo.

3. Coloca el huevo batido en otro cuenco poco profundo.

4. Pasa el pollo por el huevo y después por la mezcla de harina de almendra, asegurándote de que ambos lados queden bien cubiertos.

5. Coloca el pollo en la bandeja preparada y rocíalo con aceite de oliva.

6. Hornea durante 10-15 minutos por un lado, dale la vuelta y continúa horneando otros 10 minutos o hasta que esté dorado.

7. ¡Sirve el pollo y disfrútalo!

NOTA

- Opcionalmente, la pechuga de pollo puede cortarse en tiras de 1,25 cm de grosor a lo largo antes de rebozarla para obtener piezas del tamaño de un bocado.

POR RACIÓN (½ pechuga de pollo) Calorías: 198; Grasa total: 9g; Proteínas: 24g; Carbohidratos: 1g; Fibra: 1g

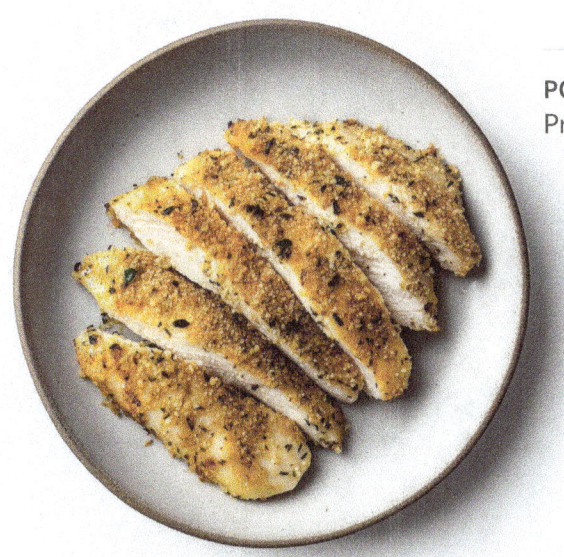

HAMBURGUESAS DE SALMÓN

RACIONES 4 hamburguesas

PREPARACIÓN 15 min

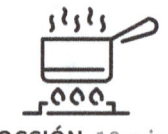

COCCIÓN 10 min

TIEMPO TOTAL 25 min

INGREDIENTES

1 lata (418 g) de salmón, escurrido

⅔ taza de pan rallado sin gluten

1 huevo, batido

1 cucharadita de eneldo seco

½ cucharadita de ralladura de limón (opcional)

½ cucharadita de asafétida (opcional, pero recomendado)

½ cucharadita de sal

2 cucharaditas de aceite de oliva

PREPARACIÓN

1. En un bol mediano, mezcla el salmón, el pan rallado, el huevo, el eneldo, la ralladura de limón, la asafétida y la sal.

2. Usa tus manos para formar 4 hamburguesas del mismo tamaño.

3. Calienta el aceite de oliva en una sartén grande antiadherente a fuego medio.

4. Coloca las hamburguesas en la sartén y cocínalas hasta que estén doradas por ambos lados, aproximadamente 3-5 minutos por cada lado.

5. Sirve las hamburguesas de salmón con la guarnición que prefieras.

POR RACIÓN (1 hamburguesa) Calorías: 230; Grasa total: 4g; Proteínas: 26g; Carbohidratos: 14g; Fibra: 0g

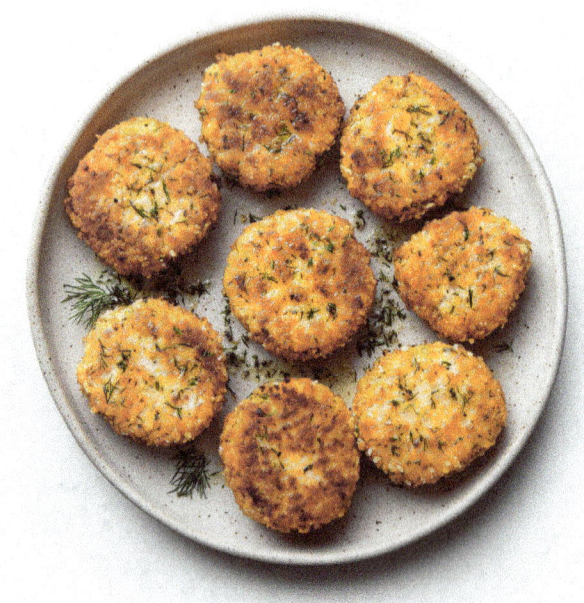

POLLO CON MISO Y JENGIBRE

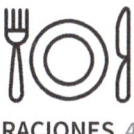
RACIONES 4

PREPARACIÓN 10 min

COCCIÓN 30 min

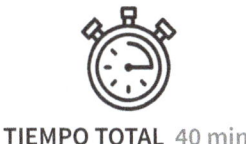
TIEMPO TOTAL 40 min

INGREDIENTES

450 gramos de pechuga de pollo en dados (aproximadamente 2 tazas)

½ puerro (solo la parte blanca), picado (opcional)

2 ½ cucharadas de aminoácidos de coco

1 cucharadita de jengibre fresco picado

1 ½ cucharaditas de pasta de miso blanco

2 cucharaditas de aceite de sésamo

2 cucharaditas de harina de arrurruz (o fécula de patata)

¼ cucharadita de asafétida (opcional)

1 cucharada de aceite de oliva

Semillas de sésamo (opcional, para decorar)

PREPARACIÓN

1. Calienta el aceite de oliva en una sartén a fuego medio. Cuando esté caliente, añade el puerro picado y saltéalo hasta que empiece a ablandarse.

2. Añade el pollo en dados a la sartén y cocina durante 7-10 minutos, dándole la vuelta ocasionalmente, hasta que el pollo esté bien cocinado.

3. Mientras se cocina el pollo, prepara la salsa. En un cuenco pequeño, combina los aminoácidos de coco, el jengibre, la pasta de miso, el aceite de sésamo, la asafétida y la harina de arrurruz. Bate bien para asegurar que no queden grumos.

4. Una vez que el pollo esté cocinado, vierte la salsa por encima y remueve para cubrir bien. Continúa cocinando durante 3-5 minutos adicionales, hasta que la salsa se caliente y espese.

5. Decora el pollo con semillas de sésamo (si las usas). ¡Sirve y disfruta!

POR RACIÓN (aproximadamente 1 taza) Calorías: 257; Grasa total: 10g; Proteínas: 34g; Carbohidratos: 3g; Fibra: 2g

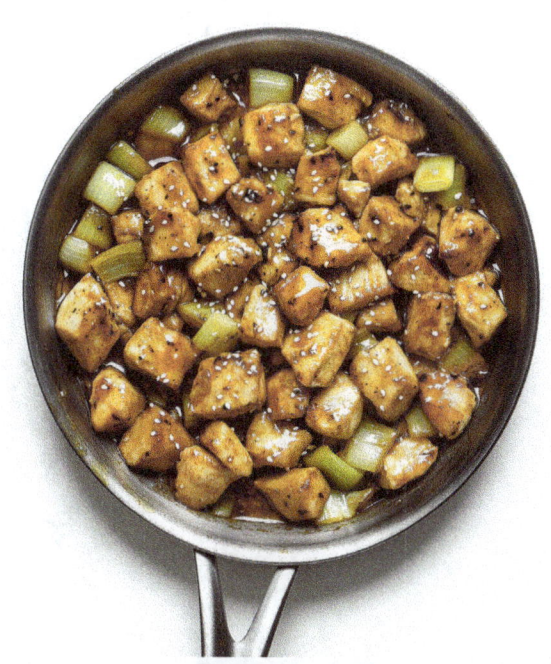

STROGANOFF DE PAVO

RACIONES 4

PREPARACIÓN 10 min

COCCIÓN 20 min

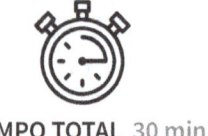
TIEMPO TOTAL 30 min

INGREDIENTES

450 gramos de pechuga de pavo picada magra (aproximadamente 2 tazas)

225 gramos de champiñones, laminados (aproximadamente 3 tazas)

1 taza de leche de almendras sin azúcar

1 ¼ tazas de caldo de pollo

1 cucharada de aminoácidos líquidos o aminoácidos de coco

2 cucharadas de perejil, picado

1 cucharadita de tomillo seco

1 cucharadita de asafétida (opcional)

2 cucharadas de harina de arrurruz (o almidón de patata)

2 cucharaditas de aceite de oliva, divididas

POR RACIÓN (aproximadamente 1 taza)
Calorías: 178; Grasa total: 4g; Proteínas: 27g; Carbohidratos: 5g; Fibra: 1g

PREPARACIÓN

1. En una sartén a fuego medio, calienta 1 cucharadita de aceite de oliva. Añade el pavo picado y cocínalo, removiendo ocasionalmente, hasta que esté desmenuzado y dorado, aproximadamente de 5 a 7 minutos. Retira el pavo de la sartén y resérvalo.

2. En la misma sartén, añade la cucharadita restante de aceite de oliva y los champiñones laminados. Cocínalos durante unos 3-5 minutos hasta que los champiñones estén tiernos.

3. En un cuenco mediano, bate la leche de almendras y la harina de arrurruz hasta que quede una mezcla homogénea, asegurándote de que no queden grumos.

4. Vuelve a la sartén y añade el caldo de pollo, los aminoácidos líquidos, el tomillo, la asafétida y la mezcla de leche de almendras a los champiñones. Lleva la mezcla a ebullición suave y deja que espese durante unos 10 minutos.

5. Añade el pavo cocinado y el perejil a la sartén. Deja que todo hierva a fuego lento durante otros 5-8 minutos, permitiendo que los sabores se mezclen. Sazona con sal al gusto.

6. Sirve el stroganoff de pavo sobre arroz cocido o pasta para una comida completa.

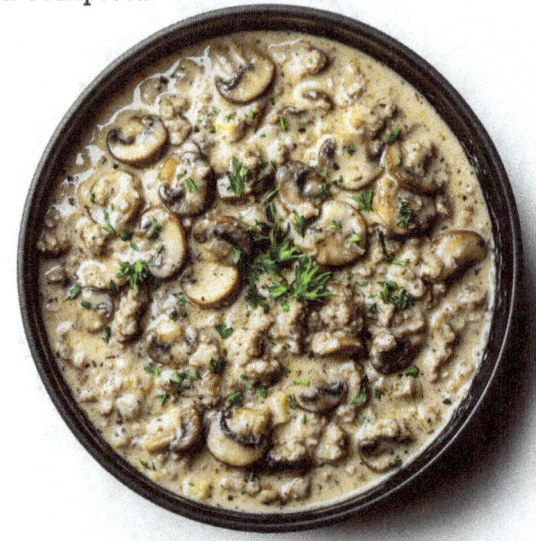

VIEIRAS CON ESPINACAS

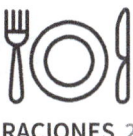
RACIONES 2

PREPARACIÓN 10 min

COCCIÓN 10 min

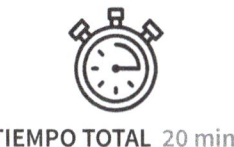
TIEMPO TOTAL 20 min

INGREDIENTES

340 gramos de vieiras (aproximadamente 1 ⅓ tazas)

3 tazas de espinacas baby

1 cucharada de aceite de oliva

Ralladura de ½ naranja

½ cucharadita de sal

PREPARACIÓN

1. Calienta una sartén antiadherente grande a fuego medio-alto y añade el aceite de oliva.

2. Sazona las vieiras con ¼ de cucharadita de sal y colócalas en la sartén caliente. Cocina las vieiras durante 2 o 3 minutos por cada lado hasta que estén doradas.

3. Transfiere las vieiras a una fuente y cúbrelas con papel de aluminio para mantenerlas calientes.

4. En la misma sartén, añade las espinacas, la ralladura de naranja y el ¼ de cucharadita de sal restante. Cocina, removiendo con frecuencia, hasta que las espinacas se marchiten, aproximadamente 3 minutos.

5. Sirve las espinacas marchitas con las vieiras por encima.

NOTA

- Antes de cocinar, retira el pequeño tendón del lateral de cada vieira utilizando un cuchillo afilado para obtener una mejor textura y una cocción uniforme.

POR RACIÓN (½ de la receta) Calorías: 258; Grasa total: 8g; Proteínas: 36g; Carbohidratos: 4g; Fibra: 1g

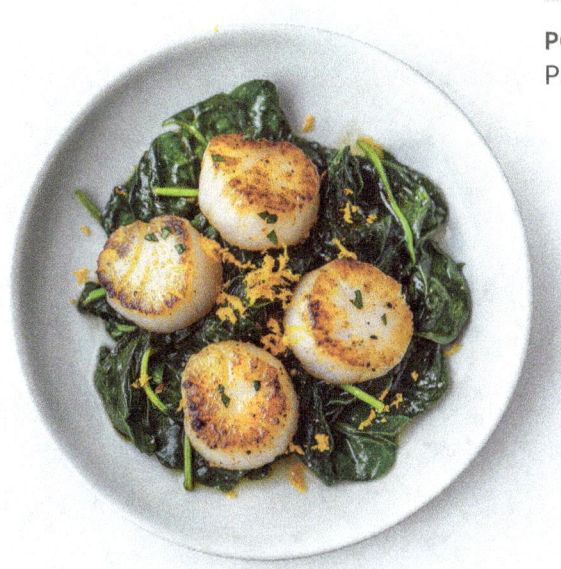

CAZUELA DE ARROZ CON PAVO Y CALABAZA

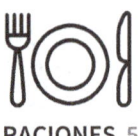
RACIONES 5

PREPARACIÓN 20 min

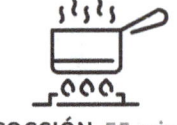
COCCIÓN 55 min

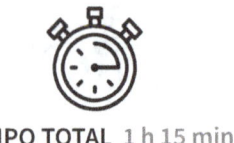
TIEMPO TOTAL 1 h 15 min

INGREDIENTES

450 gramos de pavo picado magro (aproximadamente 2 tazas)

1 taza de arroz salvaje crudo

675 gramos de calabaza butternut, pelada y cortada en cubos (aproximadamente 3 ¼ tazas)

¼ taza de caldo de pollo o agua

2 cucharadas de aceite de oliva, divididas

2 cucharaditas de orégano seco

1 cucharadita de albahaca seca

2 cucharadas de tomillo fresco

½ cucharada de romero seco, triturado

⅓ taza de queso parmesano vegano (opcional, para fase de mantenimiento; ver p. 181)

1 cucharada de sal

PREPARACIÓN

1. Cocina el arroz salvaje según las instrucciones del paquete; reserva.

2. Calienta 1 cucharada de aceite de oliva en una sartén grande o cazuela holandesa a fuego medio. Añade el pavo picado, la mitad del romero, la mitad del tomillo, la mitad del orégano y la mitad de la albahaca. Cocina durante unos 8 minutos hasta que el pavo esté completamente cocinado. Retira de la sartén y reserva, conservando los jugos.

3. Precalienta el horno a 180°C y engrasa una fuente de horno de 33x23 cm con aceite de oliva.

4. En la misma sartén, añade el resto del aceite de oliva, la calabaza butternut, el resto de las hierbas y el caldo o agua. Tapa y cocina hasta que la calabaza esté tierna, aproximadamente 8-10 minutos.

5. Combina en la sartén la calabaza cocinada, el arroz, el pavo con sus jugos, la sal y la mitad del parmesano. Mezcla bien y transfiere a la fuente de horno preparada.

6. Hornea durante 15 minutos, espolvorea con el resto del parmesano y hornea 5 minutos más.

POR RACIÓN (aproximadamente 1 taza) Calorías: 349; Grasa total: 8g; Proteínas: 34g; Carbohidratos: 31g; Fibra: 6g

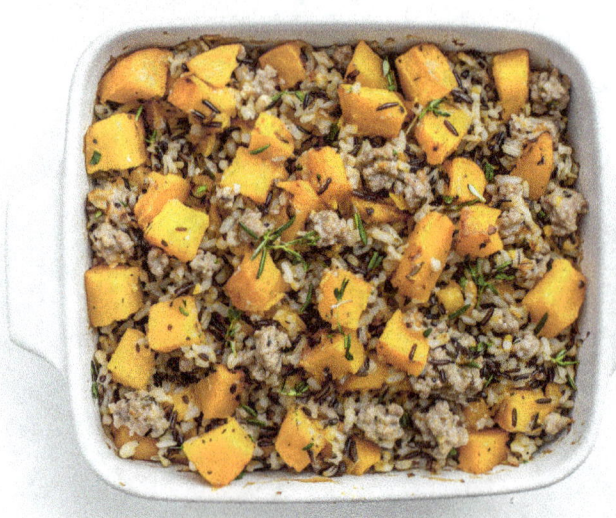

BROCHETAS DE POLLO A LA PARRILLA

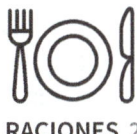

RACIONES 2

PREPARACIÓN 20 min

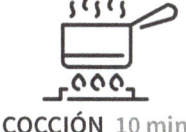

COCCIÓN 10 min

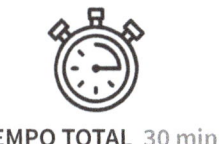

TIEMPO TOTAL 30 min

INGREDIENTES

- 1 pechuga de pollo sin piel ni huesos, cortada en trozos de 2,5 cm
- 1 taza de calabacín, cortado en trozos de 2,5 cm
- 1 taza de champiñones enteros, sin tallos
- 1 cucharadita de aceite de oliva
- ½ cucharadita de orégano seco
- ½ cucharadita de albahaca seca
- ¼ de cucharadita de romero seco
- ¼ de cucharadita de perejil fresco
- ¼ de cucharadita de sal

PREPARACIÓN

1. En un bol mediano, mezcla el orégano, la albahaca, el romero, el perejil, la sal y el aceite de oliva.
2. Añade los trozos de pollo al bol y remueve para cubrir de manera uniforme. Deja marinar durante 5 minutos.
3. Precalienta el grill durante 15 o 20 minutos.
4. Mezcla los champiñones y el calabacín en el bol con el pollo.
5. Ensarta alternativamente el pollo, el calabacín y los champiñones en pinchos.
6. Forra una bandeja de horno con papel de aluminio o rocíala con spray antiadherente. Coloca las brochetas en una sola capa.
7. Asa las brochetas durante unos 5 minutos por cada lado, dándoles la vuelta una vez, hasta que el pollo esté bien cocinado.
8. Sirve con la guarnición que prefieras.

POR RACIÓN (½ de la receta) Calorías: 146; Grasa total: 5g; Proteínas: 20g; Carbohidratos: 2g; Fibra: 1g

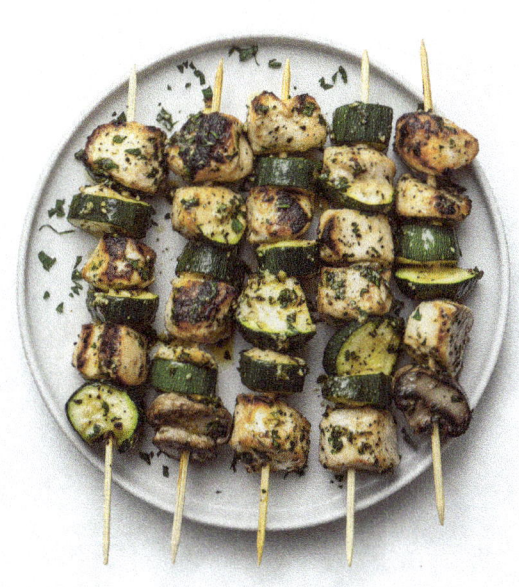

PASTELILLOS DE CANGREJO

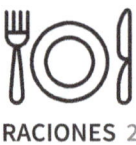
RACIONES 2

PREPARACIÓN 30 min

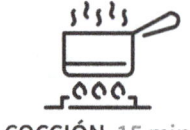
COCCIÓN 15 min

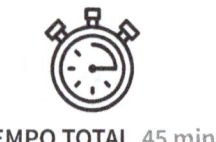
TIEMPO TOTAL 45 min

INGREDIENTES

225 gramos de carne de cangrejo, escurrida

⅔ taza de pan rallado sin gluten

1 huevo grande, batido

2 cucharadas de cilantro fresco, picado

1 cucharadita de ralladura de lima

¼ cucharadita de sal

PREPARACIÓN

1. Precalienta el horno a 230°C y engrasa ligeramente una bandeja de horno con borde con aceite de oliva o spray antiadherente.

2. En un bol mediano, mezcla la carne de cangrejo, el huevo batido, el pan rallado, el cilantro, la ralladura de lima y la sal. Cubre y enfría en la nevera durante 25 minutos.

3. Forma dos o tres medallones con la mezcla de cangrejo y colócalos en la bandeja preparada.

4. Hornea durante 15 minutos o hasta que los pastelillos de cangrejo estén dorados.

5. Sirve con tu guarnición preferida.

POR RACIÓN (½ de la receta) Calorías: 261; Grasa total: 3g; Proteínas: 25g; Carbohidratos: 29g; Fibra: 0g

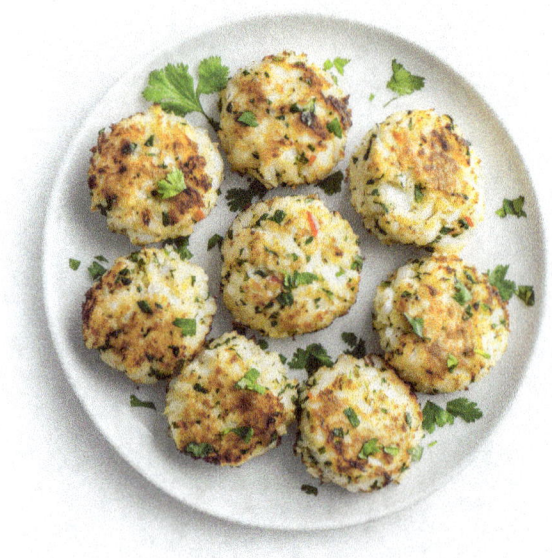

TEMPEH CRUJIENTE CON SÉSAMO

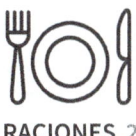
RACIONES 2

PREPARACIÓN 15 min

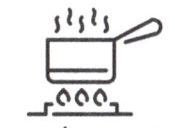
COCCIÓN 15 min

TIEMPO TOTAL 30 min

INGREDIENTES

225 gramos de tempeh, cortado en cubos de 2 cm (aproximadamente 1 ⅓ tazas)

1 cucharada de aminoácidos de coco

½ cucharadita de sal

1 cucharada de aceite de oliva

Salsa para saltear:

2 cucharadas de aminoácidos de coco

2 cucharadas de agua

1 cucharada de sirope de arce

1 cucharadita de aceite de sésamo

1 cucharadita de jengibre, finamente picado (opcional)

1 cucharada de semillas de sésamo (opcional, para decorar)

PREPARACIÓN

1. En una olla mediana, cubre los cubos de tempeh con agua justo hasta cubrirlos. Añade 1 cucharada de aminoácidos de coco y ½ cucharadita de sal. Lleva a ebullición, luego tapa, reduce el fuego a medio-bajo, y deja cocer a fuego lento durante 10 minutos.

2. Mientras el tempeh se cuece, bate todos los ingredientes de la salsa en un cuenco pequeño y déjalo cerca de la cocina.

3. Una vez que el tempeh esté listo, escurre y sécalo con papel de cocina para eliminar el exceso de humedad.

4. Calienta el aceite de oliva en una sartén grande a fuego medio. Sazona ligeramente el aceite con sal. Añade el tempeh y saltea hasta que cada lado esté bien dorado, aproximadamente 5 minutos por lado.

5. Vierte la salsa preparada sobre el tempeh, reduce un poco el fuego y deja que la salsa se reduzca a la mitad, cubriendo frecuentemente el tempeh con ella hasta que espese.

6. Sirve el tempeh crujiente sobre una base de arroz, acompañado de brócoli al vapor y otras verduras si lo deseas. Decora con semillas de sésamo y rocía con la salsa adicional.

POR RACIÓN (½ de la receta) Calorías: 305; Grasa total: 16g; Proteínas: 23g; Carbohidratos: 16g; Fibra: 4g

SARTÉN DE FIDEOS DE BONIATO

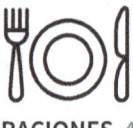 **RACIONES** 4

 **PREPARACIÓN** 15 min

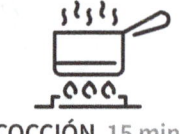 **COCCIÓN** 15 min

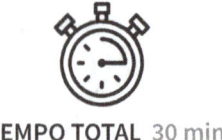 **TIEMPO TOTAL** 30 min

INGREDIENTES

450 gramos de pechuga de pavo picada (aproximadamente 2 tazas)

1 boniato mediano, espiralizado

1 taza de espinacas baby

1 cucharada de aceite de oliva

½ cucharadita de orégano seco

½ cucharadita de comino molido

Sal al gusto

PREPARACIÓN

1. Calienta el aceite de oliva en una sartén a fuego medio.

2. Añade la pechuga de pavo picada a la sartén, sazonándola con sal, orégano y comino. Cocina hasta que esté hecha a la mitad.

3. Incorpora los fideos de boniato espiralizados a la sartén. Cocina durante aproximadamente 5 a 8 minutos, removiendo ocasionalmente con una espátula. Añade unas cucharadas de agua si es necesario para evitar que los fideos se peguen.

4. Incorpora las espinacas baby y cocina durante 2 minutos más, o hasta que las espinacas se hayan marchitado.

5. Sirve la sartén con los fideos de boniatos y disfruta.

NOTA

• Los fideos de boniato se pueden hacer utilizando un espiralizador, o se pueden comprar fideos ya preparados en un supermercado para mayor comodidad.

POR RACIÓN (aproximadamente ¾ de taza) Calorías: 175; Grasa total: 4g; Proteínas: 26g; Carbohidratos: 4g; Fibra: 1g

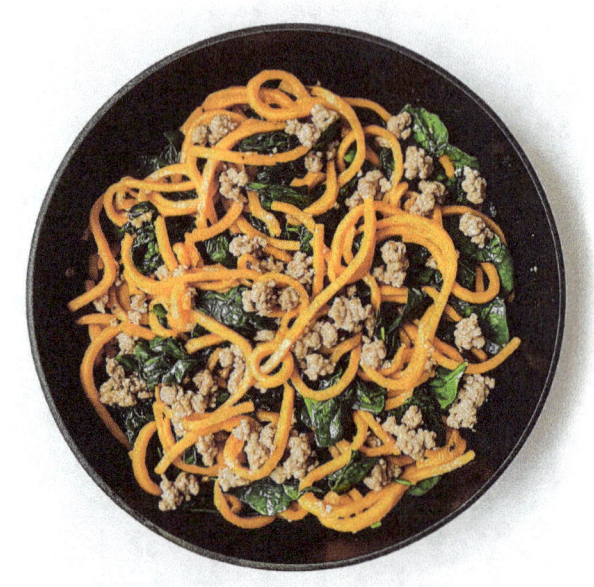

PASTA DE CALABAZA

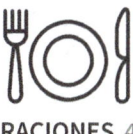 **RACIONES** 4

 **PREPARACIÓN** 10 min

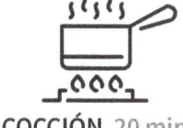 **COCCIÓN** 20 min

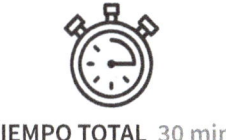 **TIEMPO TOTAL** 30 min

INGREDIENTES

450 gramos de pasta penne sin gluten u otra pasta a elección

1 taza de puré de calabaza enlatado

½ puerro (solo la parte blanca), picado en dados

1 cucharada de harina de arrurruz (o fécula de patata)

2 cucharadas de crema de coco (opcional)

2 tazas de leche de almendras sin azúcar

2 cucharaditas de salvia fresca picada

2 cucharaditas de tomillo fresco picado

2 cucharadas de aceite de oliva

¼ taza de levadura nutricional

⅛ cucharadita de nuez moscada (opcional, para fase de mantenimiento)

1-1 ½ cucharaditas de sal

PREPARACIÓN

1. Cocina la pasta en una olla grande con agua hirviendo según las instrucciones del envase.

2. En una sartén, saltea el puerro picado en aceite de oliva a fuego lento hasta que empiece a ablandarse.

3. Añade la salvia y el tomillo a la sartén y cocina durante unos 5 minutos, permitiendo que los sabores se mezclen.

4. Transfiere el puerro salteado y las hierbas a una batidora o procesador de alimentos. Añade el puré de calabaza, la leche de almendras, la crema de coco, la levadura nutricional, la nuez moscada y la sal. Procesa hasta que quede suave.

5. Añade la fécula de arrurruz a la mezcla en la batidora y pulsa varias veces para incorporarla. La salsa estará líquida en esta etapa.

6. Vierte la salsa en una sartén grande y calienta a fuego lento. Cocina a fuego lento durante unos 5 minutos, o hasta que la salsa espese.

7. Prueba y ajusta la sazón si es necesario.

8. Combina la salsa espesada con la pasta cocida, mezclando para cubrir uniformemente.

9. ¡Sirve inmediatamente y disfruta!

POR RACIÓN (aproximadamente 1 ½ tazas) Calorías: 291; Grasa total: 10g; Proteínas: 7g; Carbohidratos: 41g; Fibra: 4g

RISOTTO DE CALABAZA

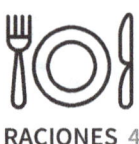 **RACIONES** 4

 **PREPARACIÓN** 10 min

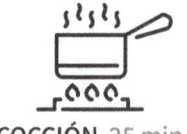 **COCCIÓN** 25 min

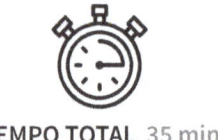 **TIEMPO TOTAL** 35 min

INGREDIENTES

2 cucharadas de aceite de oliva

1 taza de puerro (solo la parte blanca), en dados

8 hojas de salvia, picadas

1 taza de arroz Arborio o arroz de grano corto

2 tazas colmadas de calabaza, en cubos

2 tazas de caldo de verduras o de pollo (o agua)

2-3 puñados de espinacas baby o kale picado

½ cucharadita de sal, más al gusto

½ cucharadita de nuez moscada (opcional, pero recomendado)

POR RACIÓN (aproximadamente 1 ½ tazas) Calorías: 277; Grasa total: 7g; Proteínas: 4g; Carbohidratos: 46g; Fibra: 4g

PREPARACIÓN

1. Enjuaga bien los puerros después de cortarlos para eliminar cualquier suciedad y ayudar a que se ablanden más rápido.

2. Calienta el aceite de oliva en una sartén grande a fuego medio. Añade los puerros y sofríelos durante unos 2 minutos hasta que empiecen a ablandarse.

3. Añade la salvia picada y el arroz Arborio a la sartén. Remueve continuamente durante otros 2 minutos hasta que el arroz esté bien cubierto y ligeramente tostado.

4. Incorpora los cubos de calabaza y cocina durante unos minutos, permitiendo que se dore ligeramente el fondo de la sartén.

5. Añade gradualmente el caldo, removiendo constantemente. Lleva la mezcla a ebullición suave, luego reduce el fuego a bajo. Continúa cocinando, removiendo frecuentemente, hasta que el arroz y la calabaza estén tiernos y el risotto quede cremoso, aproximadamente 18-20 minutos. Añade más caldo si es necesario para conseguir la consistencia deseada.

6. Incorpora las espinacas o el kale hasta que se marchiten y se integren en el risotto. Sazona con sal y, opcionalmente, nuez moscada. Ajusta el condimento a tu gusto.

7. ¡Sirve el risotto y disfrútalo!

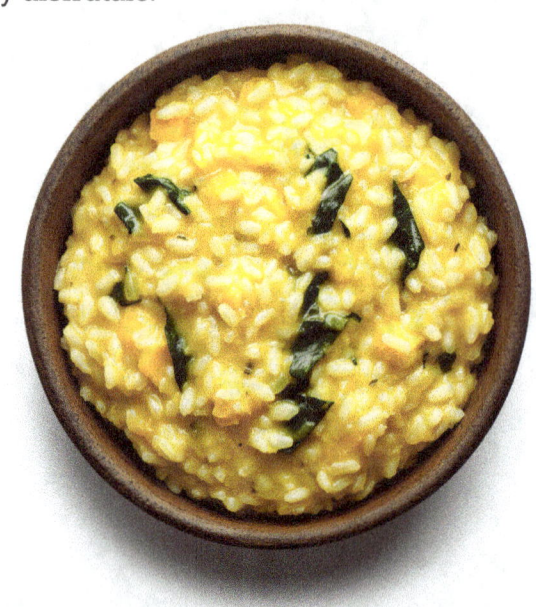

POLLO A LA PARRILLA CON ROMERO

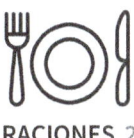 **RACIONES** 2

 **PREPARACIÓN** 10 min

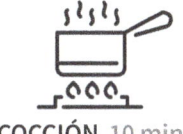 **COCCIÓN** 10 min

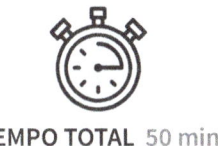 **TIEMPO TOTAL** 50 min

INGREDIENTES

1 pechuga de pollo sin piel ni hueso

1 cucharada de sirope de arce

1 cucharada de aminoácidos de coco

1 ½ cucharadas de aceite de oliva (dividido)

¼ de taza de puerro picado (solo la parte blanca)

1 cucharada de romero fresco picado

2 cucharaditas de ralladura de limón

Sal al gusto

Ramitas de romero fresco (opcional, para decorar)

PREPARACIÓN

1. En un cuenco pequeño, mezcla el sirope de arce, los aminoácidos de coco, 1 cucharada de aceite de oliva, el puerro picado, el romero picado, la ralladura de limón y la sal. Mezcla bien.

2. Coloca la pechuga de pollo en una bolsa grande con cierre hermético y vierte el adobo. Asegúrate de que el pollo quede bien cubierto. Cierra la bolsa y refrigera para marinar durante al menos 30 minutos, o toda la noche, girando ocasionalmente.

3. Calienta una parrilla o sartén con estrías a fuego medio-alto.

4. Retira el pollo del adobo, desechando el adobo sobrante. Unta el pollo con la ½ cucharada restante de aceite de oliva y sazona nuevamente con un poco más de sal. Cocina el pollo a la parrilla, girando ocasionalmente, hasta que esté completamente cocinado y la temperatura interna alcance los 74°C (unos 10 minutos).

5. Coloca el pollo a la parrilla en un plato y decora con ramitas de romero fresco, si lo deseas.

POR RACIÓN (½ pechuga de pollo) Calorías: 190; Grasa total: 7g; Proteínas: 18g; Carbohidratos: 10g; Fibra: 0g

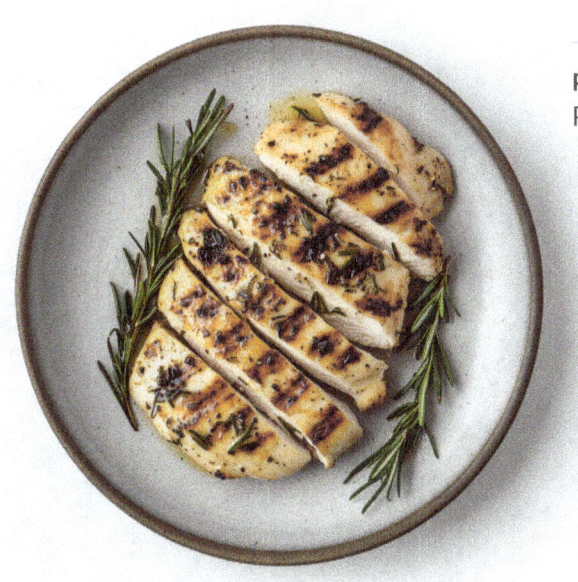

TIRAS DE POLLO EN FREIDORA DE AIRE

 **RACIONES** 2

 **PREPARACIÓN** 10 min

 **COCCIÓN** 15-20 min

 **TIEMPO TOTAL** 25-30 min

INGREDIENTES

1 pechuga de pollo sin piel

⅓ taza de harina multiusos sin gluten

1 huevo, batido

1 cucharada de orégano

1 cucharada de copos de perejil

1 cucharadita de sal

Aceite de oliva en espray (opcional)

PREPARACIÓN

1. Comienza cortando la pechuga de pollo en tiras largas de 2,5 cm de ancho para hacer los fingers. Asegúrate de que cada pieza tenga un grosor uniforme para una cocción homogénea.

2. Precalienta la freidora de aire a 200 grados Celsius.

3. En un plato hondo, mezcla la harina, el orégano, los copos de perejil y la sal. En otro plato hondo, coloca el huevo batido.

4. Sumerge cada tira primero en la mezcla de harina, asegurándote de que quede completamente cubierta. Sacude el exceso de harina. Luego, sumerge la tira en el huevo batido y después otra vez en la mezcla de harina. Vuelve a sacudir el exceso de harina.

5. Si lo deseas, rocía ligeramente el pollo con aceite en espray para mejorar su crujiente. Coloca las tiras de pollo en una sola capa en la cesta de la freidora de aire, asegurándote de que no se superpongan.

6. Cocina las tiras de pollo durante 15-20 minutos, o hasta que estén doradas Gira las tiras a mitad de cocción para asegurar un dorado uniforme.

7. Retira las tiras de pollo de la freidora de aire y sírvelas con tus salsas favoritas para mojar.

POR RACIÓN (½ de la receta) Calorías: 209; Grasa total: 5g; Proteínas: 22g; Carbohidratos: 15g; Fibra: 0g

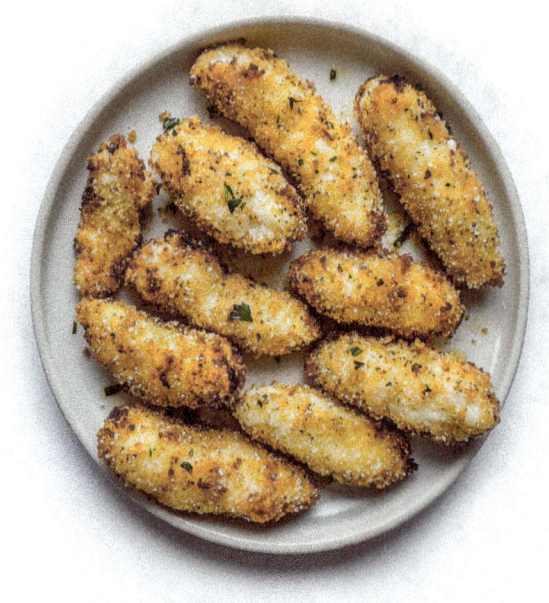

ALBÓNDIGAS DE LENTEJAS

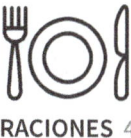 **RACIONES** 4

 **PREPARACIÓN** 20 min

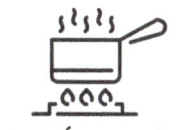 **COCCIÓN** 45 min

 **TIEMPO TOTAL** 1 h 5 min

INGREDIENTES

1 taza de lentejas crudas (negras, verdes o pardas)

½ taza de quinoa cruda

1 cucharada de aceite de oliva

1 cucharadita de semillas de hinojo

½ cucharadita de asafétida (opcional)

⅓ taza de cilantro fresco, picado

170 gramos de tofu firme, prensado y secado

1 cucharadita de sal

PREPARACIÓN

1. Llevar 3 tazas de agua a ebullición en una olla pequeña, añadir las lentejas y las semillas de hinojo. Tapar, reducir el fuego a bajo y cocer a fuego lento durante 25 minutos. Escurrir y dejar enfriar.

2. En otra olla, llevar 1 taza de agua a ebullición, añadir la quinoa, tapar, reducir el fuego a bajo y cocer a fuego lento durante 15 minutos. Apagar el fuego pero dejar tapado para que se termine de cocer al vapor.

3. Precalentar el horno a 200°C y forrar una bandeja de horno con papel vegetal.

4. En un procesador de alimentos, triturar la mitad de las lentejas cocidas con la quinoa cocida hasta que parezca arena gruesa, y transferir a un bol grande.

5. Añadir el resto de las lentejas, el cilantro, la sal y la asafétida al bol y mezclar.

6. Triturar el tofu y el aceite de oliva en el procesador de alimentos hasta que quede suave, y luego mezclarlo con la mezcla de lentejas.

7. Amasar la mezcla brevemente y, con las manos húmedas, formar bolas del tamaño de pelotas de ping-pong y colocarlas en la bandeja preparada.

8. Hornear durante 20-25 minutos, o hasta que las albóndigas estén firmes y ligeramente doradas.

9. Servir con tu salsa favorita o como parte de una comida.

POR RACIÓN (4 albóndigas) Calorías: 209; Grasa total: 7g; Proteínas: 12g; Carbohidratos: 20g; Fibra: 5g

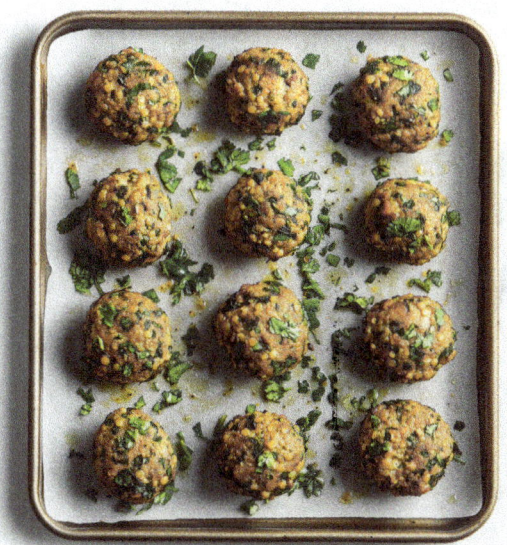

ÑOQUIS CON CHAMPIÑONES Y ESPINACAS

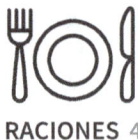 **RACIONES** 4

 **PREPARACIÓN** 40 min

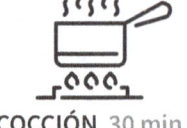 **COCCIÓN** 30 min

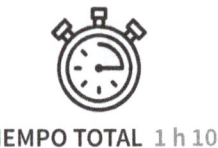 **TIEMPO TOTAL** 1 h 10 min

INGREDIENTES

450 gramos de patatas, lavadas (aproximadamente 1⅔ tazas)

1 taza de harina sin gluten para todo uso

1.huevo grande

3.tazas de espinacas

225 gramos de champiñones blancos (aproximadamente 2⅓ tazas)

½ puerro (solo la parte blanca), en dados (o ½ cucharadita de asafétida)

1 cucharada de albahaca seca

½ cucharadita de tomillo fresco

1 cucharada de aceite de oliva

½ cucharadita de sal, y más al gusto

POR RACIÓN (aproximadamente 1 taza)
Calorías: 265; Grasa total: 5g; Proteínas: 7g; Carbohidratos: 42g; Fibra: 4g

PREPARACIÓN

1. En una olla grande, hierve las patatas hasta que estén tiernas. Retíralas, deja que se enfríen ligeramente, pela y pásalas por un pasapurés.

2. En una superficie plana, mezcla la harina y la sal. Haz un hueco en el centro, añade las patatas prensadas y el huevo. Mezcla con los dedos para formar una masa suave. No debe pegarse a los dedos.

3. Sobre una superficie ligeramente enharinada, forma tiras con porciones de masa y córtalas en trozos de 2 cm. Marca cada ñoqui con un tenedor para hacer estrías y enharínalos ligeramente. Deja reposar 20 minutos.

4. Lava y limpia las espinacas y los champiñones. Corta los champiñones en rodajas.

5. En una sartén grande con aceite de oliva caliente, saltea los champiñones, el puerro picado (o asafétida), la albahaca y el tomillo hasta que estén tiernos (5–7 min). Añade las espinacas y cocina hasta que se marchiten (3–5 min).

6. Apaga el fuego, añade los ñoquis directamente a la sartén y mézclalos con las verduras. Sazona con sal adicional al gusto.

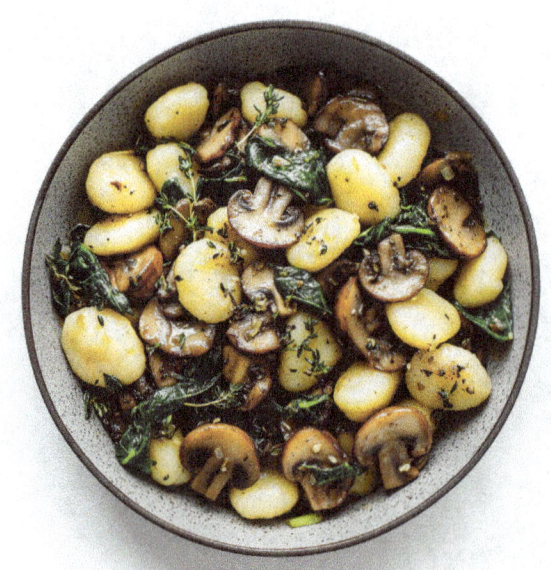

CREMA DE BRÓCOLI Y PATATA

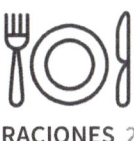 **RACIONES** 2

 **PREPARACIÓN** 20 min

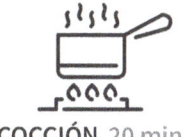 **COCCIÓN** 20 min

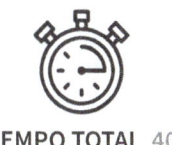 **TIEMPO TOTAL** 40

INGREDIENTES

3 tazas de brócoli picado

4 patatas medianas, peladas y cortadas en dados

1 taza de zanahorias ralladas

2 tazas de caldo de verduras (o agua)

⅓ taza de leche de coco enlatada

2 cucharadas de harina de arrurruz (o almidón de patata)

¼ taza de levadura nutricional

¼ cucharadita de sal, más al gusto

PREPARACIÓN

1. En una olla mediana, lleva el caldo de verduras (o agua) a ebullición. Añade las patatas, el brócoli, las zanahorias y la sal. Cocina durante unos 15 minutos, o hasta que las verduras estén tiernas.

2. Mientras se cocinan las verduras, en un bol pequeño, mezcla la harina de arrurruz, la leche de coco y ¼ taza de agua hasta que quede una mezcla homogénea. También puedes batir esta mezcla para obtener una consistencia más suave.

3. Una vez que las verduras estén tiernas, reduce el fuego a fuego lento y añade lentamente la mezcla de leche de coco, removiendo constantemente. Continúa cocinando durante un minuto más, permitiendo que la sopa espese.

4. Incorpora la levadura nutricional. Prueba y ajusta el punto de sal si es necesario.

5. Retira la sopa del fuego y sirve.

POR RACIÓN (½ de la receta) Calorías: 445; Grasa total: 7g; Proteínas: 17g; Carbohidratos: 63g; Fibra: 17g

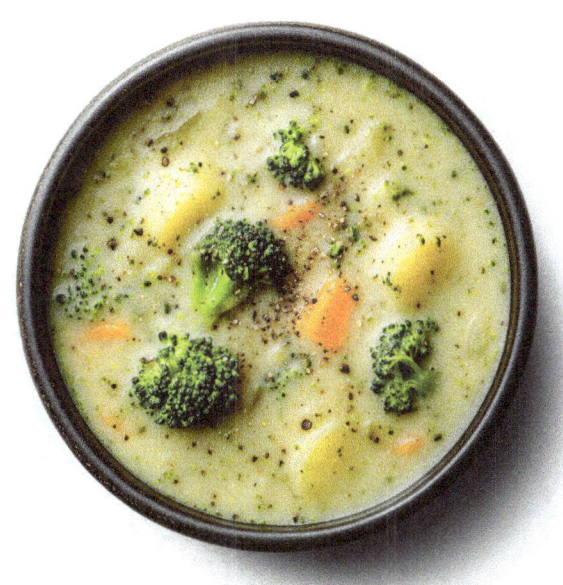

SALMÓN CON COSTRA DE PECANAS

 **RACIONES** 2

 **PREPARACIÓN** 15 min

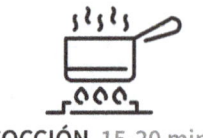 **COCCIÓN** 15-20 min

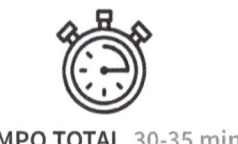 **TIEMPO TOTAL** 30-35 min

INGREDIENTES

2 filetes de salmón (115 g cada uno)

¼ taza de nueces pecanas picadas finamente

1 cucharada de sirope de arce

1 cucharada de aceite de oliva

1 cucharada de perejil fresco picado

¼ cucharadita de pimentón (opcional, si se tolera)

¼ cucharadita de sal, más cantidad adicional para sazonar

PREPARACIÓN

1. Precalienta el horno a 220°C.

2. En un bol pequeño, mezcla las nueces pecanas picadas, el sirope de arce, el pimentón, el aceite de oliva, el perejil picado y la sal para crear la mezcla de la costra.

3. Sazona ligeramente los filetes de salmón con un poco más de sal (si lo deseas) y colócalos en una bandeja de horno engrasada.

4. Reparte la mezcla de nueces pecanas uniformemente sobre la parte superior de cada filete de salmón.

5. Introduce en el horno y hornea durante 15-20 minutos. El tiempo exacto dependerá del grosor de los filetes. Comprueba el salmón después de 15 minutos; debe alcanzar una temperatura interna de 63°C en la parte más gruesa sin sobrecocinarse.

6. Retira el salmón del horno y sírvelo inmediatamente con las guarniciones que prefieras.

POR RACIÓN (1 filete de salmón)
Calorías: 324; Grasa total: 19g; Proteínas: 29g; Hidratos de carbono: 6g; Fibra: 0g

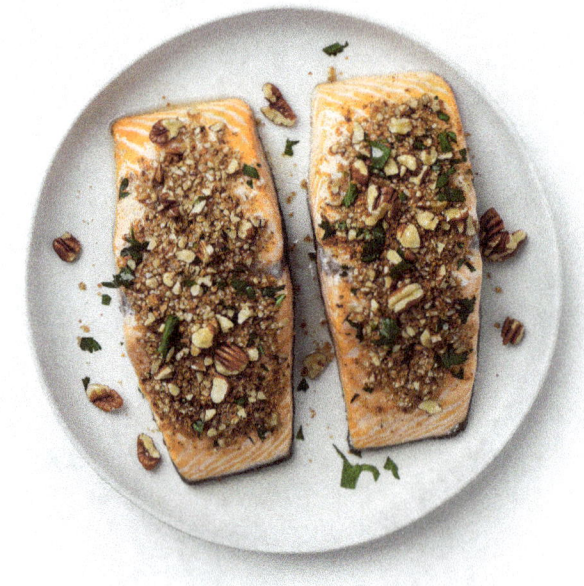

ROLLITOS DE COL RELLENOS

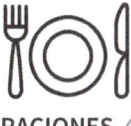

RACIONES 4

PREPARACIÓN 30 min

COCCIÓN 30 min

TIEMPO TOTAL 1 h

INGREDIENTES

450 gramos de pavo picado magro (aproximadamente 2 tazas)

8 hojas de col

⅔ taza de agua

⅓ taza de arroz blanco crudo

1 ½ tazas de verduras cortadas en dados (como zanahorias y apio)

1 huevo, batido

2 cucharaditas de aceite de sésamo, divididas

1 cucharadita de jengibre rallado

3 cucharadas de aminoácidos de coco, divididas

1 cucharada de aceite de oliva

¼ cucharadita de asafétida (opcional)

¼ taza de caldo de pollo o agua

PREPARACIÓN

1. En una cazuela, lleva a ebullición el agua con el arroz. Reduce el fuego a bajo, tapa y deja cocer a fuego lento hasta que el arroz esté tierno y el líquido se haya absorbido, aproximadamente 20 minutos.

2. Mientras tanto, pon a hervir una olla aparte con agua ligeramente salada. Escalda las hojas de col, pocas a la vez, durante aproximadamente un minuto hasta que estén ligeramente tiernas. Retíralas con unas pinzas y déjalas a un lado para que se enfríen.

3. En una sartén a fuego medio, calienta el aceite de oliva. Añade las verduras cortadas en dados y el jengibre, cocinándolos hasta que empiecen a ablandarse, unos 5 minutos. Retira del fuego y deja enfriar.

4. En un bol grande, combina el arroz cocido, las verduras enfriadas, el pavo picado y el huevo. Incorpora 2 cucharadas de aminoácidos de coco, la asafétida y 1 cucharadita de aceite de sésamo hasta que esté bien mezclado.

5. Precalienta el horno a 200°C.

6. Coloca una hoja de col escaldada en plano con el tallo hacia ti. Pon aproximadamente ¼ de taza de la mezcla en la base de cada hoja. Enrolla la hoja, asegurando el relleno en el interior. Repite con todas las hojas de col.

7. En un bol pequeño, mezcla el resto de los aminoácidos de coco, el aceite de sésamo y el caldo de pollo.

8. Si queda mezcla sobrante, cocínala en una sartén a fuego medio hasta que la carne esté completamente cocinada, aproximadamente 7-10 minutos.

9. Coloca los rollitos de col en una fuente de horno y vierte la mezcla de salsa por encima. Hornea durante 30 minutos, o hasta que la col esté dorada por encima y la temperatura interna alcance los 71°C.

10. Retira del horno y sirve.

POR RACIÓN (2 rollitos de col rellenos) Calorías: 323; Grasa total: 9g; Proteínas: 38g; Carbohidratos: 18g; Fibra: 2g

SOPA DE CALABAZA

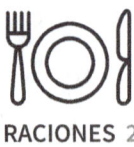 RACIONES 2

 PREPARACIÓN 10 min

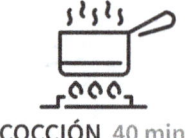 COCCIÓN 40 min

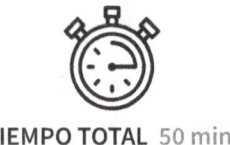 TIEMPO TOTAL 50 min

INGREDIENTES

1 calabaza butternut, pelada y cortada en cubos

2 zanahorias medianas, troceadas

2 tallos de apio, troceados en trozos grandes

½ puerro (solo la parte blanca), lavado y cortado en rodajas

3 ½ tazas de caldo de verduras o agua

½ taza de leche de coco sin azúcar (u otra leche vegetal)

2 cucharaditas de aceite de oliva

¾ cucharadita de salvia

½ cucharadita de sal

PREPARACIÓN

1. En una olla grande, calienta el aceite de oliva a fuego medio. Añade el puerro, las zanahorias y el apio. Saltea hasta que empiecen a ablandarse, unos 5 minutos.

2. Añade la calabaza butternut cortada en cubos a la olla, incorpora la salvia y la sal. Cocina durante 2-3 minutos más.

3. Vierte el caldo de verduras o agua. Lleva a ebullición, luego reduce el fuego a bajo y deja que se cueza a fuego lento durante unos 20-25 minutos, o hasta que todas las verduras estén tiernas.

4. Utilizando una batidora de inmersión, tritura la sopa directamente en la olla hasta que quede suave. Como alternativa, transfiere con cuidado la sopa a una batidora por tandas y tritura hasta que quede suave.

5. Incorpora la leche de coco y calienta la sopa durante 5 minutos más a fuego lento. Ajusta el condimento según sea necesario.

6. Sirve la sopa, opcionalmente decorada con un chorrito de leche de coco o hierbas frescas.

POR RACIÓN (½ de la receta) Calorías: 293; Grasa total: 7g; Proteínas: 5,5g; Carbohidratos: 42g; Fibra: 17g

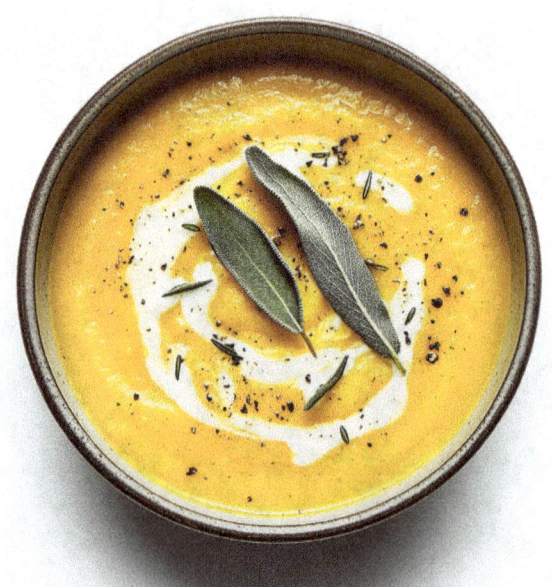

SOPA DE MISO

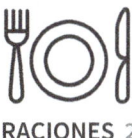 **RACIONES** 2

 **PREPARACIÓN** 20 min

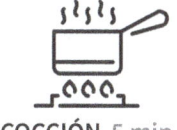 **COCCIÓN** 5 min

 **TIEMPO TOTAL** 25 min

INGREDIENTES

3 tazas de caldo de verduras

¼ taza de wakame seco

2 cucharadas de pasta de miso blanco

170 gramos de tofu (blando o firme), cortado en cubos de 1,5 cm

¼ taza de puerro, finamente cortado

PREPARACIÓN

1. En un bol, cubre el wakame con agua templada hasta 2,5 cm por encima y déjalo reposar durante unos 15 minutos, o hasta que esté completamente rehidratado. Escúrrelo en un colador.

2. En un bol pequeño, mezcla la pasta de miso con ½ taza del caldo de verduras, removiendo hasta que quede suave. Esto ayudará a evitar grumos de miso en la sopa.

3. En una cazuela mediana, lleva el resto del caldo de verduras a ebullición a fuego medio-alto.

4. Añade el tofu y el wakame rehidratado al caldo. Deja que hierva durante 1 minuto, luego retira del fuego para evitar que el tofu se deshaga.

5. Incorpora suavemente la mezcla de miso y el puerro cortado en el caldo caliente. Sirve la sopa, asegurándote de que está bien mezclada.

POR RACIÓN (aproximadamente 1 ½ tazas) Calorías: 133; Grasa total: 5g; Proteínas: 12g; Carbohidratos: 7g; Fibra: 2g

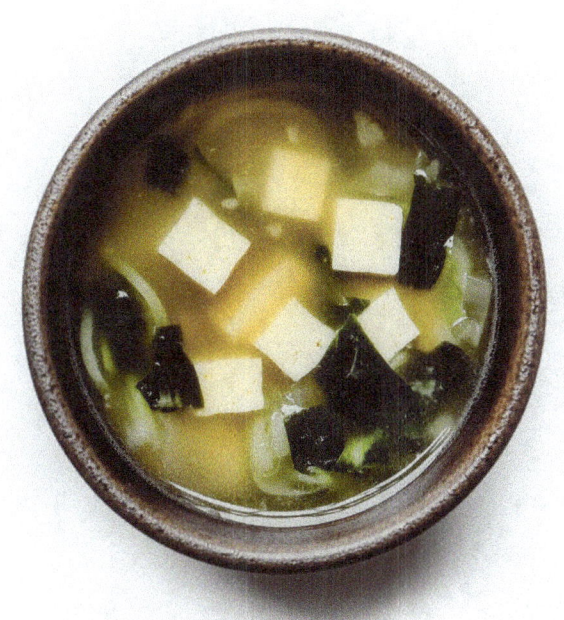

PASTA DE MACARRONES CREMOSA

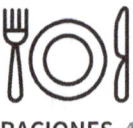
RACIONES 4

PREPARACIÓN 10 min

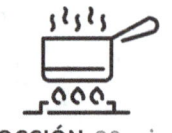
COCCIÓN 20 min

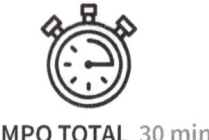
TIEMPO TOTAL 30 min

INGREDIENTES

225 gramos de pasta de macarrones sin gluten

2 ½ tazas de coliflor, troceada

½ taza de agua

¼-½ cucharadita de asafétida

¼ taza de levadura nutricional

1 cucharadita de ralladura de limón

1-2 cucharadas de aminoácidos de coco

¼ cucharadita de cúrcuma

Sal al gusto

PREPARACIÓN

1. Prepara la pasta de macarrones sin gluten según las instrucciones del paquete. Escúrrela y reserva.

2. Mientras la pasta se cuece, cuece al vapor o hierve la coliflor en una olla con agua hasta que esté tierna, aproximadamente 10-15 minutos.

3. En una batidora, mezcla la coliflor cocida, el agua, la asafétida, la levadura nutricional, la ralladura de limón, los aminoácidos de coco, la cúrcuma y la sal. Bate hasta obtener una mezcla homogénea, añadiendo más agua si es necesario para conseguir una consistencia cremosa.

4. Vuelve a poner la pasta en una olla grande o sartén a fuego lento, y luego vierte la salsa. Remueve hasta que la pasta esté completamente cubierta y la salsa se haya calentado. Ajusta la sal si es necesario.

5. ¡Sirve y disfruta!

POR RACIÓN (aproximadamente 1 taza) Calorías: 238; Grasa total: 1g; Proteínas: 8g; Carbohidratos: 45g; Fibra: 4g

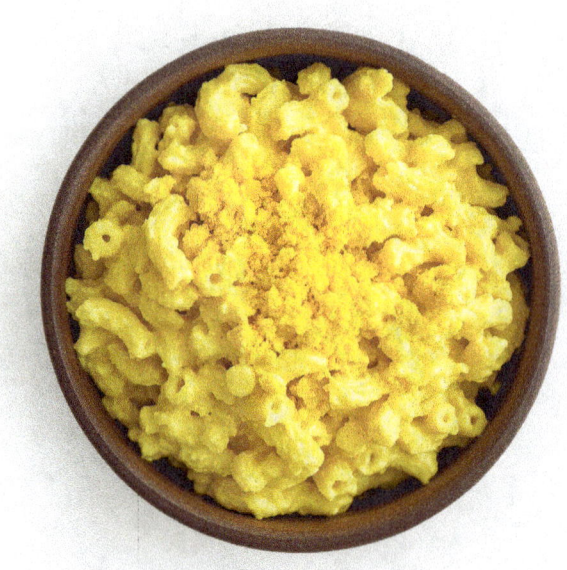

SOPA TAILANDESA DE COCO

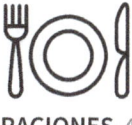
RACIONES 4

PREPARACIÓN 30 min

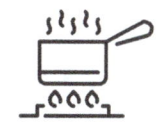
COCCIÓN 30 min

TIEMPO TOTAL 1 h

INGREDIENTES

1 pechuga de pollo sin piel, cortada en trozos pequeños

2 zanahorias medianas, cortadas en juliana

½ taza de champiñones, laminados

1 raíz de apio-nabo, en dados (opcional)

1 taza de col rizada, sin tallos y cortada en trozos de 2,5 cm

½ puerro (solo la parte blanca), en dados

1 cucharada de aceite de coco

1-2 cucharaditas de cúrcuma

½ cucharadita de comino

1 cucharadita de jengibre fresco, rallado

¼ cucharadita de asafétida (opcional)

1 lata (400 ml) de leche de coco ligera

3-4 tazas de caldo de verduras

½ cucharadita de sal (o al gusto)

PREPARACIÓN

1. En una olla grande o cacerola, calienta el aceite de coco a fuego medio. Añade el puerro picado y el jengibre rallado, salteándolos hasta que el puerro esté blando.

2. Incorpora la cúrcuma, el comino y la asafétida (si la usas), cocinando durante otros 2 minutos para liberar los sabores.

3. Vierte el caldo de verduras y la leche de coco, luego añade los champiñones, las zanahorias y la raíz de apio-nabo (si la usas). Lleva la mezcla a ebullición suave y cocina durante unos 12-15 minutos hasta que las verduras empiecen a ablandarse.

4. Añade los trozos de pollo a la sopa, dejando que se cocinen e infusionen el caldo durante unos 10 minutos, o hasta que estén completamente cocinados.

5. Incorpora la col rizada y cocina durante 2 minutos más hasta que esté ligeramente marchita.

6. Sazona la sopa con sal, ajustando según tus preferencias de sabor.

7. ¡Sirve y disfruta!

POR RACIÓN (aproximadamente 1 ½ tazas) Calorías: 187; Grasa total: 10g; Proteínas: 11g; Carbohidratos: 9g; Fibra: 2g

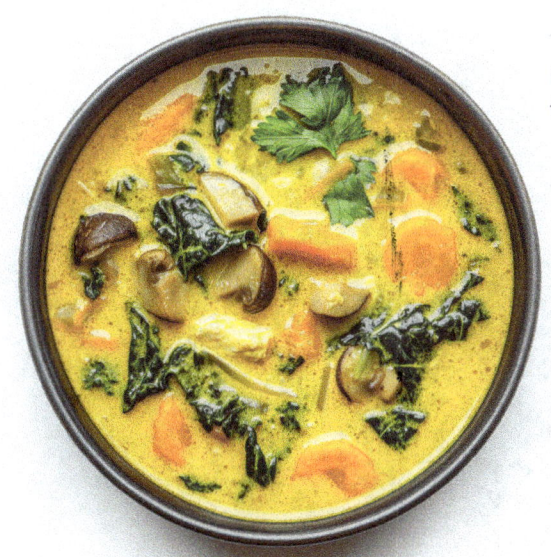

FALAFEL AL HORNO

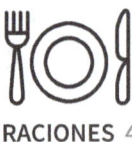
RACIONES 4

PREPARACIÓN 15 min

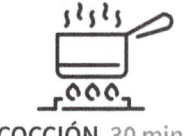
COCCIÓN 30 min

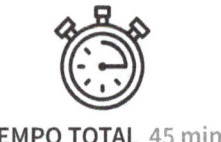
TIEMPO TOTAL 45 min

INGREDIENTES

1 taza de garbanzos secos, remojados (véase nota)

½ cucharadita de comino molido

½ cucharadita de asafétida (opcional)

½ taza de cilantro fresco, picado

½ taza de perejil fresco, picado

1 cucharadita de sal

2 cucharadas + 1 cucharadita de aceite de oliva

PREPARACIÓN

1. Coloca la rejilla del horno en el centro y precalienta a 190 °C. Engrasa una bandeja grande con borde con 2 cucharadas de aceite de oliva.

2. En un procesador de alimentos, tritura los garbanzos remojados y escurridos con el perejil, el cilantro, la asafétida (opcional), el comino, la sal y 1 cucharadita de aceite hasta obtener una mezcla suave (unos 1–2 minutos).

3. Forma pequeñas hamburguesas con unas 2 cucharadas de mezcla (5 cm de ancho, 1 cm de grosor) y colócalas en la bandeja.

4. Hornea de 25 a 30 minutos, dándoles la vuelta a mitad de cocción, hasta que estén doradas por ambos lados.

5. Refrigera las sobras hasta 4 días o congélalas por varios meses.

NOTA

- Usa garbanzos bien remojados (idealmente toda la noche). No sustituyas por garbanzos enlatados, ya que son demasiado húmedos y no mantendrán la forma.

POR RACIÓN (aproximadamente 3 bolas de falafel) Calorías: 189; Grasa total: 9g; Proteínas: 7g; Carbohidratos: 16g; Fibra: 5g

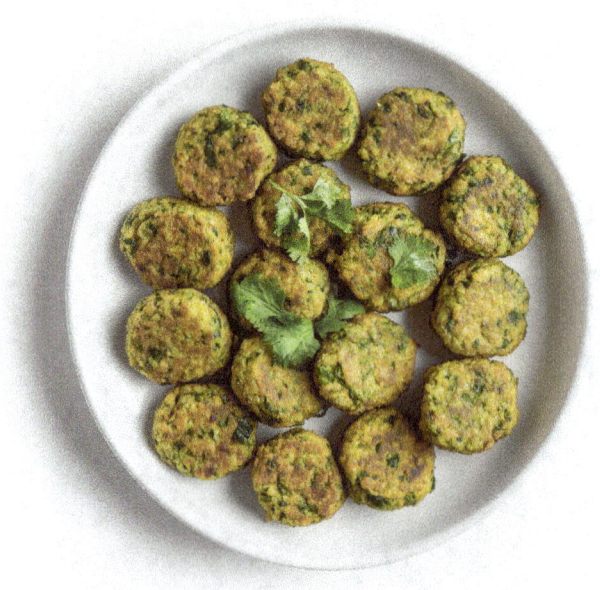

BOL DE RAMEN CON POLLO

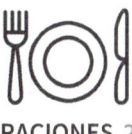
RACIONES 2

PREPARACIÓN 15 min

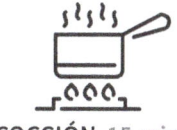
COCCIÓN 15 min

TIEMPO TOTAL 30 min

INGREDIENTES

1 pechuga de pollo deshuesada y sin piel

170 gramos de fideos de arroz

1 huevo grande

750 ml de caldo de pollo

1 cucharadita de aminoácidos de coco

½ taza de col, en rodajas

½ taza de zanahorias, ralladas

¼ de puerro (solo la parte blanca), picado

½ cucharadita de jengibre en polvo

¼ de cucharadita de asafétida (opcional)

PREPARACIÓN

1. Cubre el huevo en una cacerola mediana con suficiente agua para sumergirlo 2,5 cm. Lleva a ebullición y retira del fuego. Tapa y deja reposar durante 7 minutos para un huevo de yema blanda, o más tiempo para un huevo duro. Retira el huevo con unas pinzas o una espumadera y sumérgelo en un bol con agua helada para detener la cocción. Una vez enfriado, pela y corta el huevo por la mitad. Reserva.

2. Lleva el caldo de pollo y los aminoácidos de coco a ebullición en otra olla. Añade la pechuga de pollo y cocina hasta que esté bien hecha, aproximadamente 8-10 minutos. Retira el pollo, deja que se enfríe un poco y luego desmenuza con dos tenedores. Devuelve el pollo desmenuzado al caldo.

3. Añade la col en rodajas, el puerro picado y las zanahorias ralladas a la olla con el caldo de pollo y el pollo desmenuzado. Cuece a fuego lento durante unos 3-5 minutos hasta que las verduras estén tiernas.

4. Añade los fideos de arroz a la olla. Cocina según las instrucciones del paquete, normalmente unos 3-5 minutos. Ajusta la cantidad de caldo según sea necesario, añadiendo más caldo de pollo o agua para asegurar que los fideos estén sumergidos. Sazona con jengibre en polvo, asafétida y sal al gusto.

5. Retira la sopa del fuego. Sirve el ramen, adornando cada bol con media del huevo cocido.

POR RACIÓN (aproximadamente 2 tazas) Calorías: 272; Grasa total: 5g; Proteínas: 24g; Carbohidratos: 27g; Fibra: 2g

WRAPS TAILANDESES DE POLLO

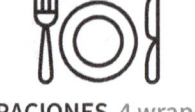 RACIONES 4 wraps

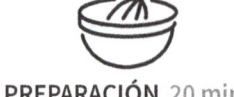 PREPARACIÓN 20 min

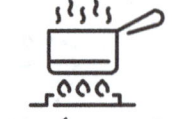 COCCIÓN 20 min

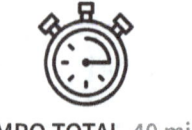 TIEMPO TOTAL 40 min

INGREDIENTES

1 pechuga de pollo sin piel, cortada en tiras o en cubos

1 ½ cucharadas de aceite de oliva, divididas

1 taza de col, finamente cortada

1 zanahoria mediana, rallada

¼ de cucharadita de asafétida

4 tortillas sin gluten (o ver p. 170)

Sal al gusto

Salsa de cacahuete:

2 cucharadas de crema de cacahuete (sin azúcares ni aceites añadidos)

¼ taza de aminoácidos de coco

1 cucharada de sirope de arce

1 cucharadita de aceite de sésamo (opcional)

¼ de cucharadita de jengibre molido

3 cucharadas de cilantro fresco, picado

POR RACIÓN (1 wrap) Calorías: 220; Grasa total: 9g; Proteínas: 12g; Carbohidratos: 20g; Fibra: 3g

PREPARACIÓN

1. En una sartén a fuego medio, añade 1 cucharada de aceite de oliva. Cuando esté caliente, añade el pollo y espolvorea la asafétida por encima. Remueve para cubrir y cocina hasta que el pollo alcance una temperatura interna de 74°C. Sazona con sal al gusto.

2. Mientras el pollo se está cocinando, mezcla todos los ingredientes de la salsa de cacahuete (crema de cacahuete, aminoácidos de coco, sirope de arce, aceite de sésamo, jengibre y cilantro) en un cuenco pequeño hasta que quede una mezcla suave y homogénea. Reserva.

3. En la misma sartén, añade la ½ cucharada restante de aceite de oliva a fuego medio-alto. Añade la col y la zanahoria ralladas, salteando durante 2-3 minutos hasta que las verduras estén crujientes pero tiernas.

4. Coloca una tortilla sin gluten en un plato. Añade el pollo cocinado y la mezcla de col y zanahoria salteadas. Rocía con la salsa de cacahuete preparada. Opcionalmente, decora con albahaca fresca o cacahuetes picados para añadir un toque crujiente y sabor.

5. Envuelve la tortilla alrededor del relleno y sirve los wraps fríos o a temperatura ambiente. ¡Disfruta!

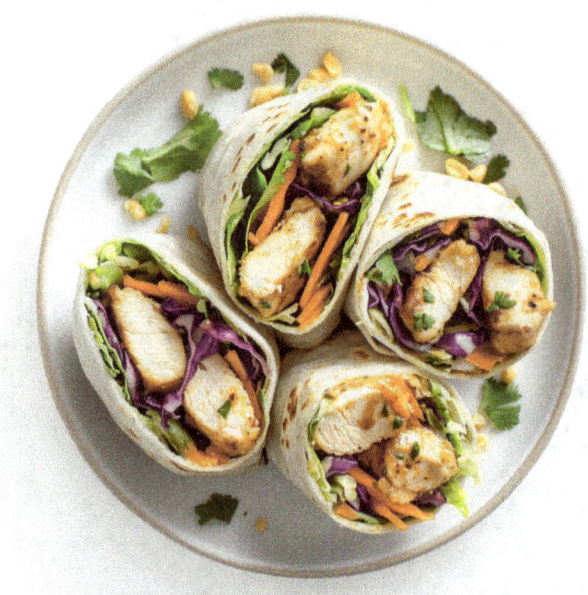

TACOS DE PESCADO

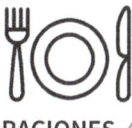
RACIONES 4

PREPARACIÓN 15 min

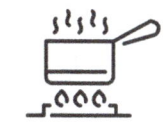
COCCIÓN 20 min

TIEMPO TOTAL 35 min

INGREDIENTES

450 gramos de filetes de pescado blanco (como bacalao o tilapia)

1 cucharada de aceite de oliva, dividido

½ cucharadita de comino molido

½ cucharadita de orégano seco

½ cucharadita de pimentón dulce (opcional, si se tolera)

¼ de cucharadita de sal (o al gusto)

1 cucharada de ralladura de lima fresca (opcional)

1 taza de col morada y verde, rallada

4 tortillas sin gluten (o ver p. 171)

2 cucharadas de cilantro fresco, picado

Salsa de aguacate para aderezar (opcional, ver p. 176)

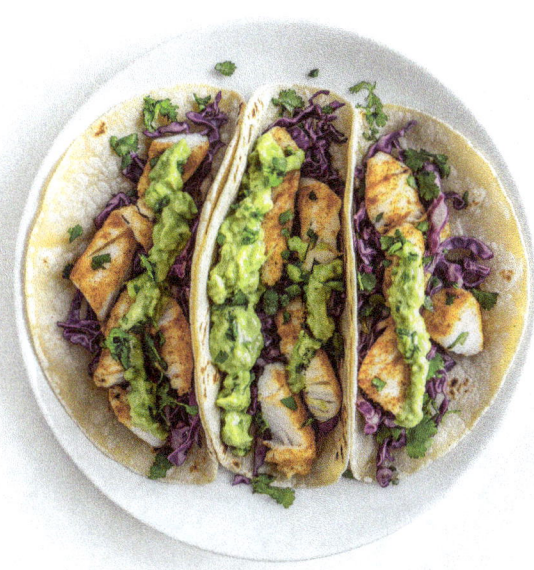

PREPARACIÓN

1. Seca los filetes de pescado con papel absorbente y sazona ambos lados con comino, orégano, pimentón (si lo usas) y sal. Espolvorea la ralladura de lima sobre los filetes para un toque cítrico.

2. Calienta ½ cucharada de aceite de oliva en una sartén antiadherente a fuego medio. Cuando el aceite esté caliente, añade los filetes de pescado y cocínalos durante 3-4 minutos por cada lado, o hasta que el pescado esté bien cocido y se desmenuce fácilmente con un tenedor. Retíralos de la sartén y reserva.

3. En la misma sartén, añade la ½ cucharada restante de aceite de oliva. Agrega la col rallada y saltéala a fuego medio durante 5-7 minutos, removiendo ocasionalmente hasta que la col esté suave pero conserve algo de textura. Sazona con una pizca de sal si es necesario.

4. Calienta las tortillas en una sartén seca a fuego medio durante aproximadamente 30 segundos por cada lado, o hasta que estén suaves y flexibles.

5. Desmiembra el pescado cocido en trozos más pequeños y repártelo entre las tortillas. Cubre cada taco con una porción generosa de col salteada y rocía con la salsa de aguacate.

6. Espolvorea cilantro fresco por encima de los tacos y sirve inmediatamente.

POR RACIÓN (1 taco) Calorías: 210; Grasa total: 5g; Proteínas: 26g; Carbohidratos: 10g; Fibra: 2g

BOL DE ARROZ COREANO

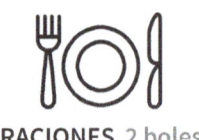

RACIONES 2 boles

PREPARACIÓN 20 min

COCCIÓN 25 minr

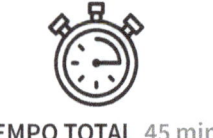

TIEMPO TOTAL 45 min

INGREDIENTES

150 g de pavo picado magro (aproximadamente ⅔ taza)

1 huevo, batido

1 zanahoria mediana, cortada en juliana

1 remolacha pequeña, pelada y rallada (escurrir el exceso de humedad para que quede crujiente)

1 taza de espinacas, lavadas

Una pizca de asafétida (opcional)

1 cucharadita de sal, más al gusto

1 taza de arroz blanco cocido

1 cucharadita de aceite de sésamo, más para cocinar

3 cucharaditas de aminoácidos de coco

½ cucharadita de jengibre fresco, rallado

2 cucharaditas de sirope de arce

Semillas de sésamo (opcional, para fase de mantenimiento)

POR RACIÓN (1 bol mediano) Calorías: 335; Grasa total: 7g; Proteínas: 30g; Carbohidratos: 35g; Fibra: 2g

PREPARACIÓN

1. En un bol pequeño, mezcla los aminoácidos de coco, el jengibre, el sirope de arce y el aceite de sésamo. Reserva.

2. En una sartén mediana con un chorrito de aceite a fuego medio, cocina el pavo picado hasta que pierda el color rosado. Añade la salsa y cocina a fuego lento unos 5 minutos, hasta que espese.

3. Agrega un poco más de aceite de sésamo y saltea las zanahorias con una pizca de sal durante 3–5 minutos, hasta que estén tiernas pero crujientes. Retira y reserva.

4. Repite con la remolacha rallada y una pizca de sal; cocina unos 5 minutos hasta que se ablande ligeramente. Reserva.

5. Saltea las espinacas con un poco de aceite de sésamo y asafétida hasta que se marchiten (unos 5 minutos). Sazona y reserva.

6. Limpia la sartén, añade un poco de aceite y cocina el huevo batido hasta que cuaje (4–5 minutos por un lado, 2–3 por el otro). Sazona y corta en tiras.

7. Sirve el arroz cocido en dos boles y cubre con el pavo, las verduras salteadas y las tiras de huevo. Decora con semillas de sésamo si lo deseas.

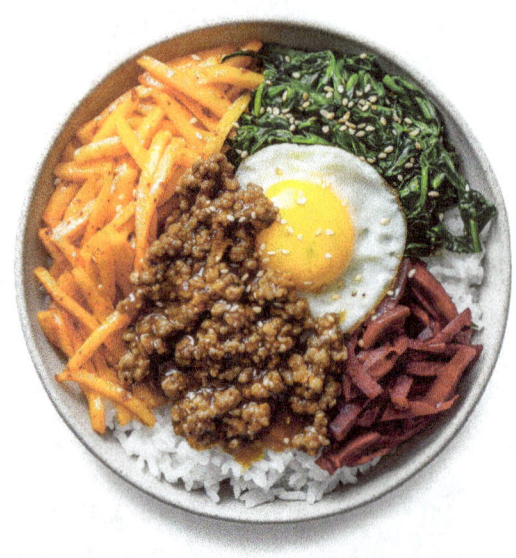

SOPA CREMOSA DE POLLO Y KALE

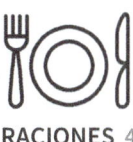

RACIONES 4

PREPARACIÓN 20 min

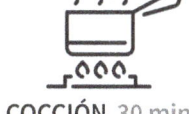

COCCIÓN 30 min

TIEMPO TOTAL 50 min

INGREDIENTES

1 pechuga de pollo sin piel ni hueso

1-2 tazas de col rizada, picada en trozos grandes

1 ½ tazas de zanahorias, peladas y cortadas en dados

1 ½ tazas de apio, cortado en dados

225 gramos de champiñones baby bella, laminados (aproximadamente 3 tazas)

5 tazas de caldo de pollo o verduras

1 cucharada de tomillo fresco

2-3 cucharadas de harina de arrurruz o fécula de patata

⅓ taza de leche de coco ligera

1 cucharadita de aceite de oliva

Sal al gusto

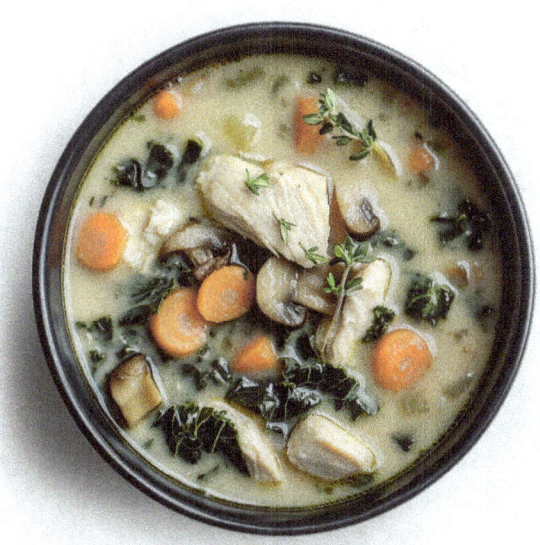

PREPARACIÓN

1. Calienta el aceite de oliva en una cacerola grande o cazuela holandesa a fuego medio-alto. Añade las zanahorias y el apio cortados en dados, sazona con una pizca de sal y saltea durante aproximadamente 3 minutos hasta que empiecen a ablandarse. Añade el tomillo fresco y los champiñones laminados, mezclándolo todo rápidamente.

2. Vierte el caldo de pollo o verduras y luego añade la pechuga de pollo a la cacerola. Lleva la sopa a ebullición, luego reduce el fuego a fuego lento. Tapa la cacerola con una tapa y cocina durante unos 15-20 minutos, o hasta que las verduras estén tiernas y el pollo esté completamente cocinado.

3. Mientras la sopa está cocinándose a fuego lento, en un bol mediano, mezcla la fécula de patata o harina de arrurruz, la leche de coco y ¼ taza de agua hasta que quede una mezcla homogénea. Utiliza una batidora o batidor para eliminar cualquier grumo. Reserva.

4. Una vez que el pollo esté cocido, retíralo de la cacerola y desmenuza la carne utilizando dos tenedores. Devuelve el pollo desmenuzado a la cacerola.

5. Vierte lentamente la mezcla de arrurruz/leche de coco en la sopa, removiendo constantemente. Deja que hierva a fuego lento durante unos minutos hasta que la sopa espese ligeramente.

6. Incorpora la col rizada picada y deja que la sopa hierva a fuego lento durante otros 3-5 minutos hasta que la col rizada se marchite y la sopa esté bien caliente.

7. Prueba la sopa y añade más sal si es necesario. ¡Sirve y disfruta!

POR RACIÓN (aproximadamente 1 ½ tazas) Calorías: 117; Grasa total: 3g; Proteínas: 11g; Carbohidratos: 8g; Fibra: 3g

PASTEL DE CARNE DE PAVO Y QUINOA

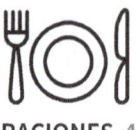

RACIONES 4

PREPARACIÓN 30 min

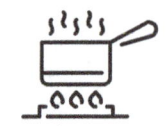

COCCIÓN 50 min

TIEMPO TOTAL 1 h 20 min

INGREDIENTES

450 gramos de carne picada de pavo magra (aproximadamente 2 tazas)

¼ de taza de quinoa cruda, lavada

½ taza de caldo de pollo o agua

2 huevos, batidos

1 cucharada de aceite de oliva

1 zanahoria pequeña, rallada

¼ de taza de puerro (solo la parte blanca), finamente picado

1 cucharadita de tomillo fresco, picado

1 cucharadita de romero fresco, picado

½ cucharadita de comino molido

¼ de cucharadita de orégano molido

1 cucharadita de sal

PREPARACIÓN

1. En una cacerola pequeña a fuego medio-alto, combina la quinoa y el caldo de pollo. Lleva a ebullición, luego baja el fuego, tapa y cocina hasta que se absorba el líquido (15–20 min). Retira del fuego y deja enfriar un poco.

2. Precalienta el horno a 180 °C con la rejilla en el centro. Forra una bandeja grande con papel de hornear.

3. Calienta el aceite de oliva en una sartén grande a fuego medio. Añade el puerro y la zanahoria, y saltea hasta que el puerro esté blando y translúcido, unos 5 minutos. Retira del fuego.

4. En un bol grande, combina la carne picada de pavo, la quinoa cocida, las verduras salteadas, los huevos, el comino, el tomillo, el romero, el orégano y la sal. Mezcla bien hasta que esté todo completamente incorporado.

5. Con las manos humedecidas, forma una barra de pastel de carne sobre la bandeja de horno preparada. Hornea durante unos 50 minutos, o hasta que la temperatura interna alcance los 74°C en un termómetro para carnes.

6. Deja reposar el pastel de carne durante 10 minutos después de hornearlo. Corta en rodajas y sirve.

POR RACIÓN (¼ del pastel de carne)
Calorías: 286; Grasa total: 9g;
Proteínas: 40g; Carbohidratos: 8g;
Fibra: 1g

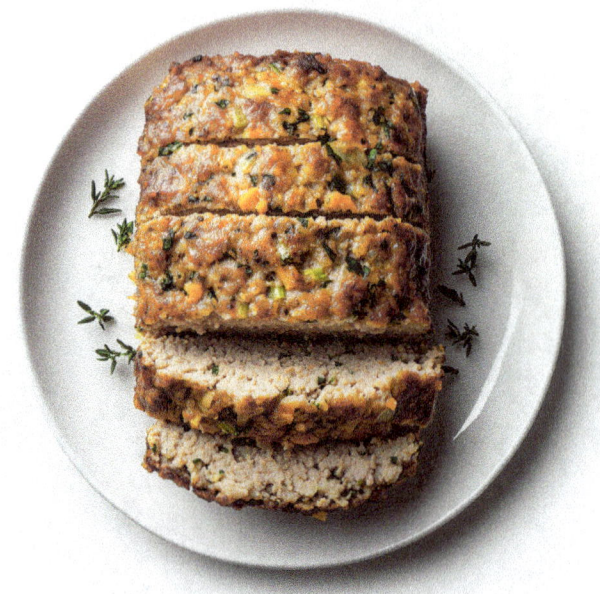

BROCHETAS DE GAMBAS A LA PARRILLA

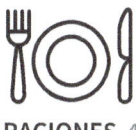 **RACIONES** 4

 **PREPARACIÓN** 15 min

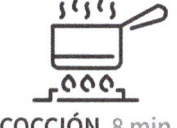 **COCCIÓN** 8 min

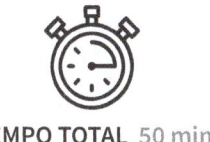 **TIEMPO TOTAL** 50 min

INGREDIENTES

450 gramos de gambas grandes, peladas y desvenadas (aproximadamente 1 ¾ tazas)

2 calabacines, cortados en trozos

2 cucharadas de aceite de oliva

6-8 champiñones, cortados por la mitad

½ cucharadita de comino molido

1 cucharadita de orégano seco

1 cucharada de albahaca fresca picada

Ralladura de 1 limón

½ cucharadita de sal

PREPARACIÓN

1. En un recipiente poco profundo, mezcla el aceite de oliva, el comino, el orégano, la albahaca fresca, la ralladura de limón y la sal. Remueve bien para mezclarlo todo.

2. Ensarta las gambas, los trozos de calabacín y los champiñones cortados por la mitad en pinchos de madera, alternando los ingredientes para darle variedad.

3. Coloca las brochetas montadas en el recipiente con el marinado, asegurándote de que queden bien cubiertas. Tapa y refrigera durante al menos 30 minutos para que los sabores se mezclen.

4. Precalienta la parrilla a fuego medio-alto. Engrasa ligeramente las rejillas de la parrilla para evitar que se peguen.

5. Retira las brochetas de gambas del marinado, desechando el exceso. Coloca las brochetas en la parrilla caliente y cocina durante unos 3 minutos por cada lado, o hasta que las gambas estén rosadas y completamente cocinadas.

6. ¡Sirve las brochetas de gambas a la parrilla inmediatamente y disfrútalas con tu guarnición favorita!

NOTA

- Remoja los pinchos de madera en agua durante 20-30 minutos antes de ponerlos a la parrilla para evitar que se quemen.

POR RACIÓN (2 brochetas) Calorías: 216; Grasa total: 9g; Proteínas: 27g; Carbohidratos: 4g; Fibra: 1g

PASTA DE CALABAZA BUTTERNUT

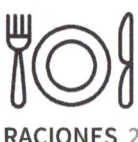 **RACIONES** 2

 **PREPARACIÓN** 10 min

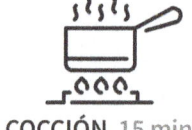 **COCCIÓN** 15 min

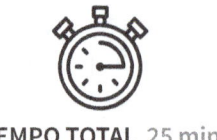 **TIEMPO TOTAL** 25 min

INGREDIENTES

½ taza de calabaza butternut, pelada y cortada en dados

1 zanahoria mediana, pelada y troceada

2 cucharadas de leche de coco enlatada

1 cucharada de levadura nutricional

½ cucharadita de eneldo seco o fresco

Una pizca de asafétida (opcional)

Un chorrito pequeño de aminos líquidos o aminos de coco (opcional, ajustar al gusto)

170 gramos de pasta sin gluten de tu elección

Sal al gusto

PREPARACIÓN

1. Pon a hervir una olla grande de agua. Añade la pasta y cocínala según las instrucciones del paquete hasta que esté al dente. Reserva ¼ de taza del agua de cocción, luego escurre la pasta y resérvala.

2. Mientras la pasta se está cocinando, pon a hervir otra olla pequeña con agua. Añade la zanahoria troceada y la calabaza butternut. Hierve hasta que estén blandas y tiernas, aproximadamente 10-12 minutos.

3. Una vez que las verduras estén cocinadas, transfiérelas a una batidora o procesador de alimentos. Añade la leche de coco, el agua de pasta reservada, la levadura nutricional, el eneldo seco, la asafétida y los aminos líquidos. Bate hasta obtener una textura suave y cremosa. Ajusta la consistencia con más agua de pasta si es necesario.

4. Vierte la salsa en una sartén y cocina a fuego lento durante 2-3 minutos. Prueba y ajusta el condimento con sal o más aminos líquidos si es necesario.

5. Añade la pasta cocida a la salsa y mezcla bien. ¡Sirve y disfruta!

POR RACIÓN (aproximadamente 1 ½ tazas) Calorías: 181; Grasa total: 4g; Proteínas: 9g; Carbohidratos: 20g; Fibra: 5g

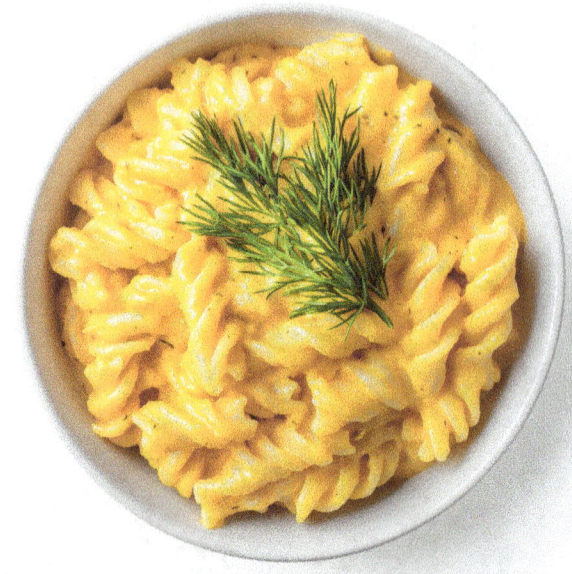

ESTOFADO DE POLLO CON LENTEJAS

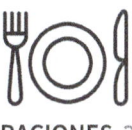

RACIONES 3

PREPARACIÓN 10 min

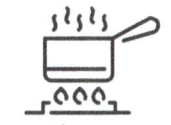

COCCIÓN 35 min

TIEMPO TOTAL 45 min

INGREDIENTES

½ taza de lentejas rojas secas, lavadas

½ libra de pollo picado magro (aproximadamente 1 taza)

2 tazas de caldo de pollo o agua

½ puerro (solo la parte blanca), picado

1 zanahoria mediana, pelada y cortada en dados

1 ½ cucharadas de aceite de oliva

¼ de cucharadita de asafétida (opcional)

½ cucharada de tomillo seco

½ cucharadita de comino molido

¼ de cucharadita de cilantro molido

Sal al gusto

PREPARACIÓN

1. Calienta el aceite de oliva en una olla grande a fuego medio. Añade el pollo picado y cocínalo, deshaciéndolo hasta que esté dorado y completamente cocinado.

2. Agrega el puerro picado y la zanahoria en dados a la olla. Saltea durante 3-4 minutos hasta que las verduras se ablanden ligeramente.

3. Incorpora el tomillo, el comino, el cilantro y la asafétida (si la usas). Cocina durante 1 minuto hasta que desprenda aroma.

4. Añade las lentejas rojas y vierte el caldo de pollo o agua. Lleva a ebullición, luego reduce a fuego lento. Tapa y cocina durante 20-25 minutos, hasta que las lentejas estén tiernas y el estofado haya espesado. Remueve ocasionalmente.

5. Prueba y ajusta el punto de sal si es necesario. ¡Sirve y disfruta!

POR RACIÓN (aproximadamente 1 taza) Calorías: 207; Grasa total: 10g; Proteínas: 18g; Carbohidratos: 8g; Fibra: 2g

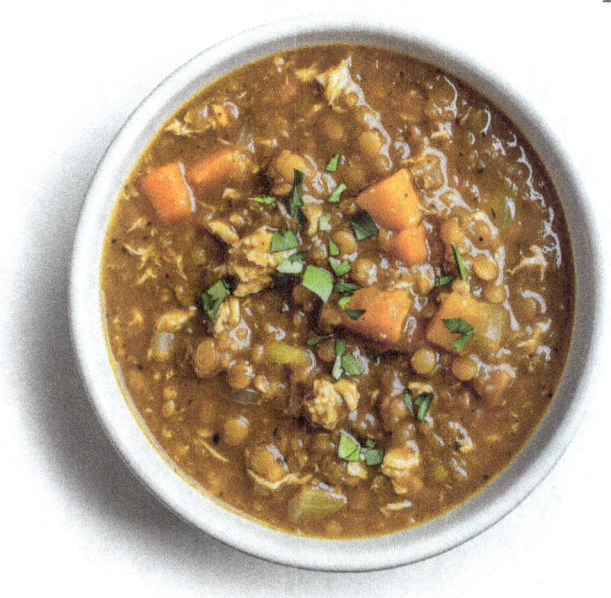

LUBINA A LA PLANCHA

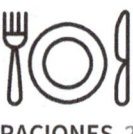 **RACIONES** 2

 **PREPARACIÓN** 5 min

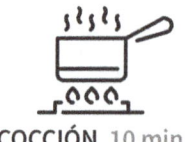 **COCCIÓN** 10 min

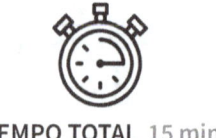 **TIEMPO TOTAL** 15 min

INGREDIENTES

2 filetes de lubina, con o sin piel

1 cucharada de aceite de oliva

¼ de cucharadita de sal

¼ de cucharadita de asafétida (opcional)

½ cucharada de ghee (opcional, para fase de mantenimiento)

Ralladura de 1 limón

Cilantro fresco para decorar (opcional)

PREPARACIÓN

1. Seca los filetes de lubina con papel de cocina. Sazona ambos lados del pescado con asafétida, sal y ralladura de limón.

2. Calienta una sartén de hierro fundido a fuego medio-alto. Añade el aceite de oliva y el ghee (si lo usas), y calienta hasta que se derrita y esté caliente.

3. Coloca los filetes de lubina en la sartén caliente. Cocina durante unos 4 minutos, hasta que los bordes estén dorados y crujientes. Da la vuelta a los filetes con cuidado y cocina durante otros 4-5 minutos, o hasta que el pescado se deshaga en láminas y esté bien cocinado.

4. Decora con una ramita de cilantro y espolvorea con ralladura de limón adicional para darle frescura.

POR RACIÓN (1 filete de lubina) Calorías: 185; Grasa total: 9g; Proteínas: 23g; Carbohidratos: 0g; Fibra: 0g

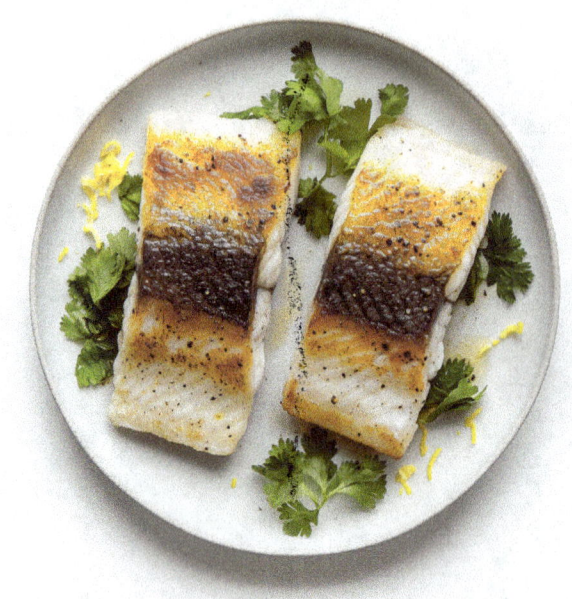

HAMBURGUESAS VEGETARIANAS

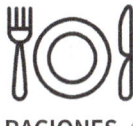

RACIONES 4

PREPARACIÓN 15 min

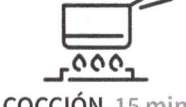

COCCIÓN 15 min

TIEMPO TOTAL 30 min

INGREDIENTES

- 3 tazas de espinacas baby frescas, finamente picadas
- 2 cucharadas de aceite de oliva, divididas
- 1 chirivía mediana, pelada y rallada
- ½ taza de zanahoria, pelada y rallada
- ¼ de puerro (solo la parte blanca), cortado en rodajas finas y lavado
- ¼ taza de aceitunas Kalamata o negras, finamente cortadas en dados (opcional)
- 2 huevos, batidos
- ¼ taza de harina de coco o almendra
- ½ cucharadita de comino molido
- 1 cucharadita de orégano seco
- ½ cucharadita de sal

PREPARACIÓN

1. En una sartén mediana, calienta 1 cucharada de aceite de oliva a fuego medio. Añade el puerro y cocina hasta que esté blando, aproximadamente 3-4 minutos. Incorpora las espinacas y cocina hasta que se marchiten. Retira del fuego y transfiere a un bol grande de mezcla.

2. En el mismo bol, añade la chirivía rallada, la zanahoria rallada, las aceitunas cortadas en dados (si las utilizas), el comino, el orégano y la sal. Remueve para combinar bien.

3. Vierte los huevos batidos en la mezcla de vegetales, seguidos de la harina de coco o almendra. Mezcla hasta que los ingredientes estén bien incorporados y puedan mantenerse unidos.

4. Da forma a la mezcla en hamburguesas de unos 1,3 cm de grosor y 5-7,5 cm de ancho.

5. Calienta la cucharada restante de aceite de oliva en la misma sartén a fuego medio. Cuando el aceite esté caliente, añade las hamburguesas y cocina durante 5-7 minutos por cada lado, o hasta que estén doradas y crujientes.

6. Sirve las hamburguesas y disfrútalas como comida ligera o como guarnición.

POR RACIÓN (2 hamburguesas) Calorías: 133; Grasa total: 7g; Proteínas: 5g; Carbohidratos: 7g; Fibra: 5g

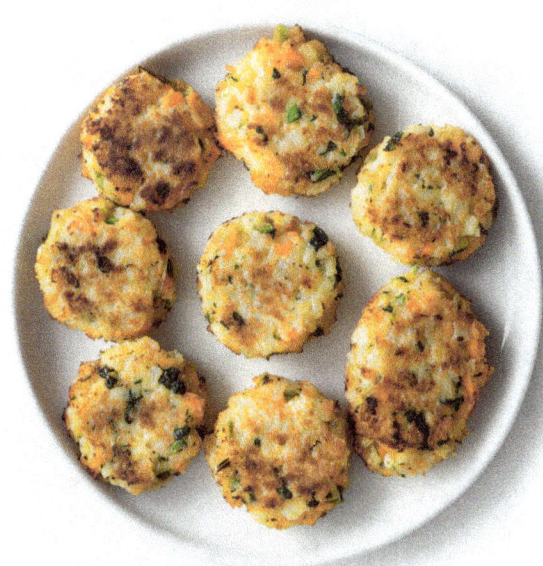

POLLO A LA PARRILLA CON ZA'ATAR

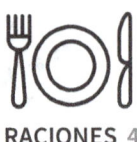
RACIONES 4

PREPARACIÓN 10 min

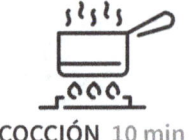
COCCIÓN 10 min

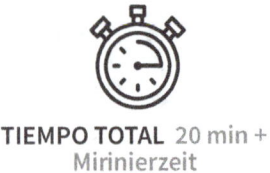
TIEMPO TOTAL 20 min + Mirinierzeit

INGREDIENTES

450 gramos de filetes de pollo (aproximadamente 2 tazas)

1 cucharada de aceite de oliva

1 cucharadita de agua

¼ cucharadita de tomillo seco (o sustituir por orégano)

½ cucharadita de cúrcuma molida

½ cucharadita de comino

¼ cucharadita de cilantro molido

¼ cucharadita de semillas de sésamo tostadas

¼ cucharadita de zumaque

½ cucharadita de sal

Cilantro fresco, para decorar (opcional)

PREPARACIÓN

1. En un cuenco pequeño, mezcla el aceite de oliva, el agua, el tomillo (o orégano), la cúrcuma, el comino, el cilantro molido, las semillas de sésamo, el zumaque y la sal para formar una pasta.

2. Coloca los filetes de pollo en una bolsa con cierre hermético de tamaño de un litro. Añade la pasta de especias, cierra la bolsa y agítala para cubrir el pollo uniformemente. Refrigera durante 2-3 horas para permitir que los sabores se fusionen.

3. Precalienta la parrilla o sartén-parrilla a fuego medio-alto. Limpia y engrasa las rejillas de la parrilla para evitar que se peguen.

4. Una vez que la parrilla esté caliente, añade los filetes de pollo en tandas. Cocina durante 7-10 minutos por tanda, o hasta que la temperatura interna alcance los 74°C, asegurándote de que el pollo esté bien cocinado. Dependiendo del tamaño de tu parrilla, puede que necesites hacerlo en dos o tres tandas.

5. Sirve el pollo a la parrilla con la guarnición que desees. Decora con cilantro fresco para un toque de sabor.

POR RACIÓN (3 tiras de pollo) Calorías: 140; Grasa total: 4g; Proteínas: 26g; Carbohidratos: 0g; Fibra: 0g

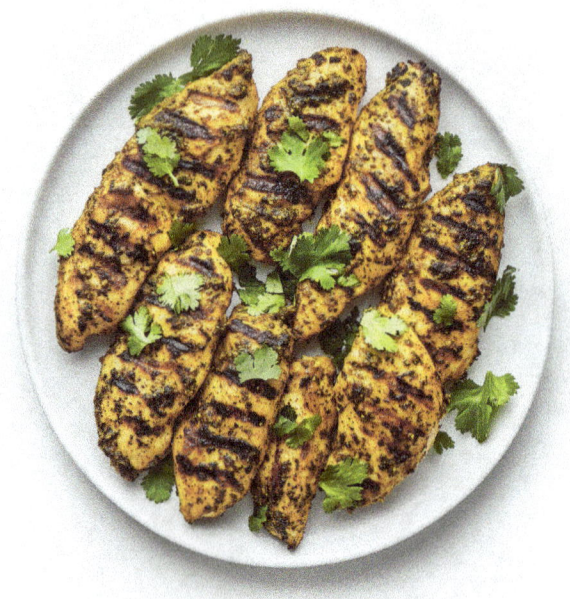

ALBÓNDIGAS SUECAS

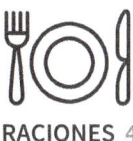 **RACIONES** 4

 **PREPARACIÓN** 20 min

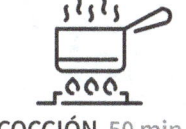 **COCCIÓN** 50 min

 **TIEMPO TOTAL** 1 h 10 min

INGREDIENTES

450 gramos de pavo picado magro (aproximadamente 2 tazas)

1 huevo grande

½ taza de pan rallado sin gluten

1 cucharada de perejil picado

½ cucharadita de asafétida (opcional)

1 cucharadita de amino de coco

½ cucharadita de orégano seco

Salsa de champiñones:

1 taza de champiñones en láminas

½ puerro (solo la parte blanca), en dados

2 tazas de caldo de pollo

¼ taza de leche de coco enlatada

1 cucharada de aceite de oliva

½ cucharada de amino líquido o amino de coco

2 cucharadas de almidón de patata o harina de arrurruz

¼ cucharadita de sal

PREPARACIÓN

1. Precalienta el horno a 200°C.

2. En un bol grande, mezcla el pavo picado, el huevo, el pan rallado sin gluten, el perejil picado, la asafétida, 1 cucharadita de amino líquido y el orégano seco.

3. Forma 12-15 albóndigas con la mezcla y colócalas en una bandeja de horno forrada con papel vegetal.

4. Hornea durante 17-20 minutos, o hasta que la temperatura interna alcance los 68°C y las albóndigas estén doradas por arriba.

5. En un cuenco pequeño, bate 1/2 taza del caldo de pollo con el almidón de patata (o harina de arrurruz) hasta que quede suave. Reserva.

6. En una sartén grande a fuego medio, calienta el aceite de oliva. Añade los champiñones y el puerro en dados, y cocina hasta que los champiñones estén tiernos y el puerro esté translúcido, aproximadamente 4-5 minutos.

7. Vierte el resto del caldo de pollo en la sartén, junto con la mezcla de caldo y almidón, la leche de coco y 1/2 cucharada de amino líquido. Lleva la salsa a ebullición, removiendo frecuentemente hasta que espese ligeramente.

8. Añade las albóndigas horneadas a la salsa hirviendo. Deja que se cocinen en la salsa durante otros 10 minutos, hasta que las albóndigas alcancen una temperatura interna de 74°C y estén completamente cocinadas.

9. Sirve las albóndigas con la salsa sobre la guarnición de tu elección, ¡y buen provecho!

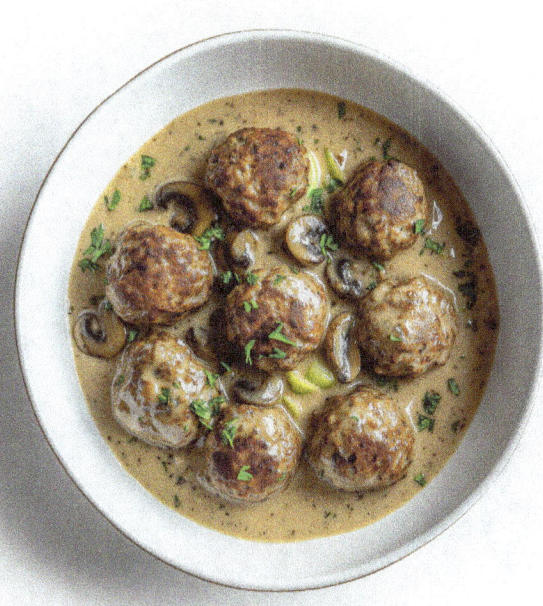

POR RACIÓN (4 albóndigas) Calorías: 245; Grasa total: 4g; Proteínas: 38g; Carbohidratos: 12g; Fibra: 0g

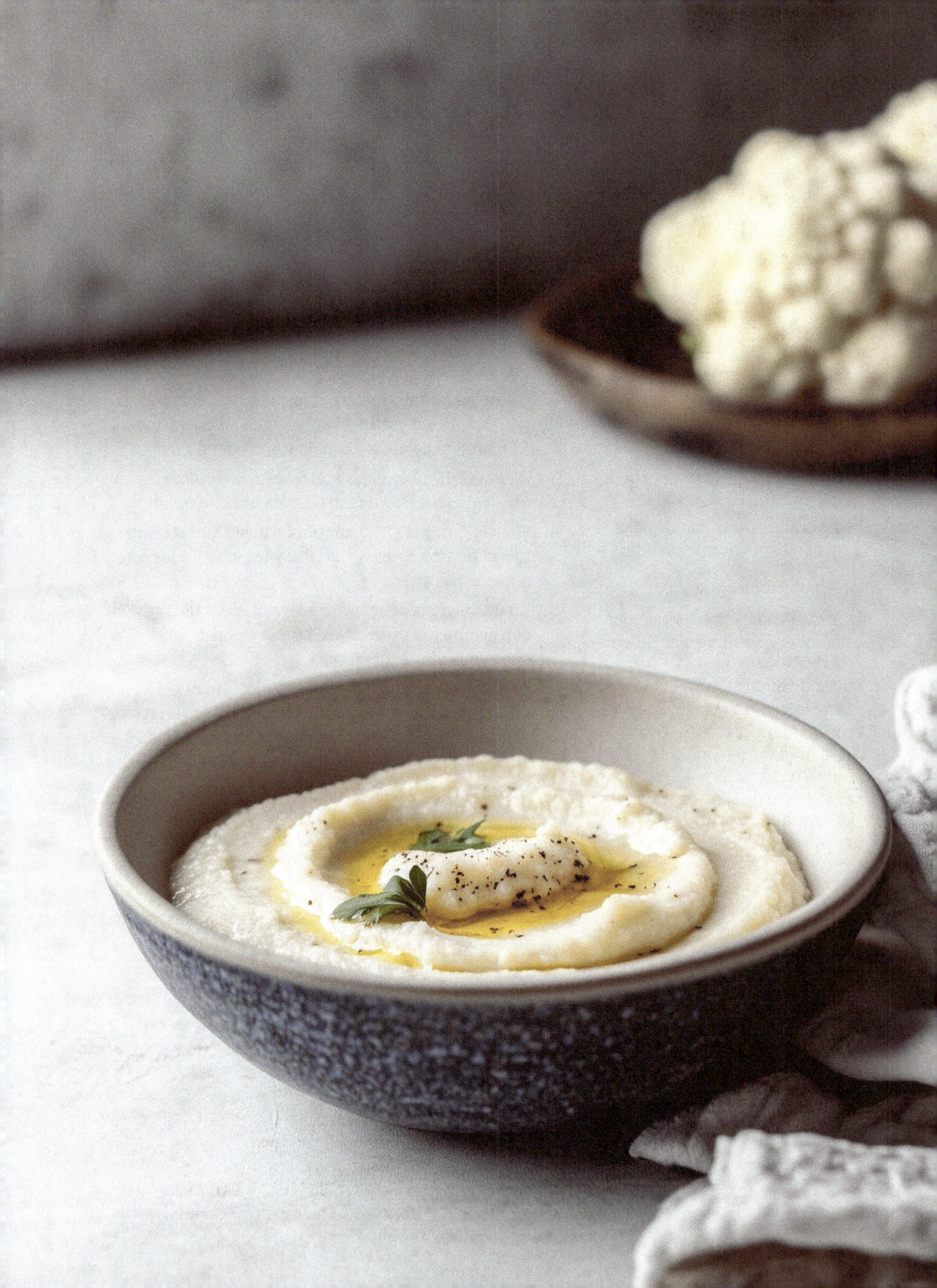

GUARNICIONES

PURÉ DE COLINABO

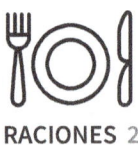 **RACIONES** 2

 **PREPARACIÓN** 10 min

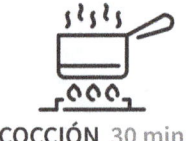 **COCCIÓN** 30 min

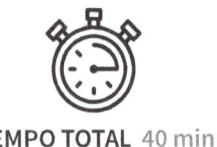 **TIEMPO TOTAL** 40 min

INGREDIENTES

2 colinabos medianos, pelados y cortados en trozos de 2,5 cm

1 cucharada de aceite de oliva

½ cucharadita de sal, y más al gusto

1 cucharada de perejil picado para decorar (opcional)

PREPARACIÓN

1. En una cazuela grande, añade los trozos de colinabo y suficiente agua para cubrirlos por aproximadamente 2,5 cm. Añade ½ cucharadita de sal y remueve.

2. Lleva el agua a ebullición a fuego alto, luego reduce el fuego a medio y deja cocer el colinabo hasta que esté tierno, lo que suele tardar entre 25 y 35 minutos.

3. Cuando el colinabo esté tierno, escurre el agua y devuelve el colinabo a la cazuela.

4. Añade el aceite de oliva al colinabo cocido. Utiliza un tenedor o un aplastador de patatas para hacer puré hasta conseguir la consistencia deseada.

5. Prueba el puré de colinabo y añade más sal si es necesario.

6. Sirve el puré de colinabo, decorado con perejil picado.

POR RACIÓN (aproximadamente 1 taza) Calorías: 202; Grasa total: 7g; Proteínas: 4g; Carbohidratos: 24g; Fibra: 9g

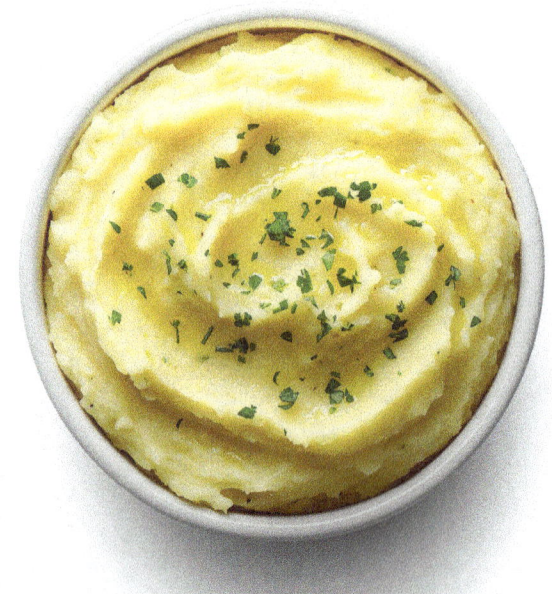

ARROZ CON CHAMPIÑONES

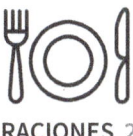
RACIONES 2

PREPARACIÓN 5 min

COCCIÓN 20 min

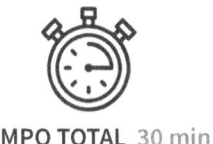
TIEMPO TOTAL 30 min

INGREDIENTES

170 gramos de champiñones, laminados (aproximadamente 2 ⅓ tazas)

1 taza de arroz blanco crudo

2 tazas de caldo de verduras o de pollo (o agua)

1 cucharadita de aceite de oliva

6-8 ramitas de tomillo, hojas separadas

Sal al gusto

PREPARACIÓN

1. En una cazuela, calienta el aceite de oliva a fuego medio-alto. Añade los champiñones laminados y saltéalos durante unos 4 o 5 minutos hasta que empiecen a dorarse. Sazona con sal y hojas de tomillo durante el último minuto de cocción.

2. Retira la mitad de los champiñones salteados de la cazuela y resérvalos para más tarde.

3. En la misma cazuela, añade el arroz y el caldo. Lleva la mezcla a ebullición, luego reduce el fuego a bajo. Tapa y cocina a fuego lento durante 10-15 minutos, o hasta que el arroz esté cocido y todo el caldo se haya absorbido.

4. Incorpora los champiñones reservados al arroz cocido. Ajusta la sazón con sal adicional y tomillo si es necesario.

5. Esponja el arroz con un tenedor antes de servir para separar los granos e integrar los champiñones de manera uniforme. Sirve como guarnición o como plato principal ligero.

POR RACIÓN (aproximadamente 1 taza) Calorías: 376; Grasa total: 3g; Proteínas: 9g; Carbohidratos: 73g; Fibra: 2g

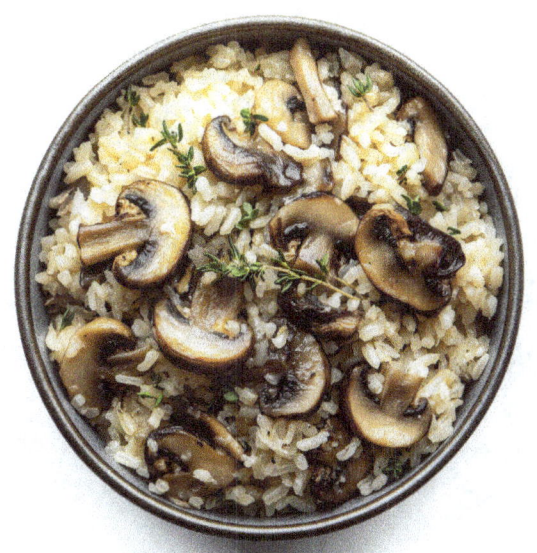

BRÓCOLI ASADO

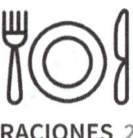

RACIONES 2

PREPARACIÓN 10 min

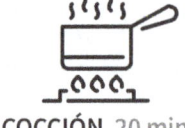

COCCIÓN 20 min

TIEMPO TOTAL 30 min

INGREDIENTES

225 gramos de brócoli, cortado en ramilletes (aproximadamente 2 ½ tazas)

2 cucharaditas de aceite de oliva

Sal al gusto

1/4 de taza de queso parmesano vegano (opcional, para fase de mantenimiento; ver p. 181)

PREPARACIÓN

1. Precalienta el horno a 200°C. Forra una bandeja de horno con papel vegetal o engrásala ligeramente con aceite.

2. En un bol, mezcla los ramilletes de brócoli con el aceite de oliva y una pizca de sal hasta que queden bien cubiertos.

3. Extiende los ramilletes de brócoli en una sola capa sobre la bandeja preparada. Hornea durante 15 a 22 minutos, o hasta que los bordes estén bien dorados.

4. Retira el brócoli del horno y espolvorea inmediatamente con queso parmesano vegano, si lo utilizas.

POR RACIÓN (aproximadamente 1 taza)
Calorías: 78; Grasa total: 5g; Proteínas: 3g; Carbohidratos: 4g; Fibra: 3g

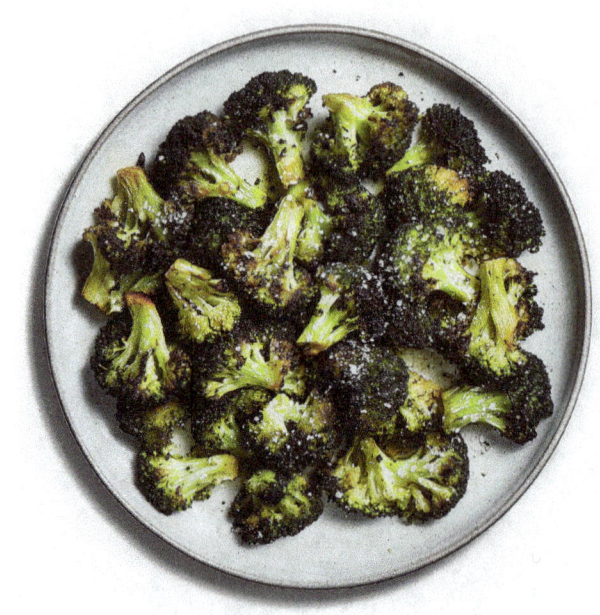

COLES DE BRUSELAS SALTEADAS

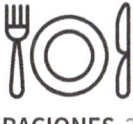

RACIONES 2

PREPARACIÓN 10 min

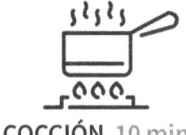

COCCIÓN 10 min

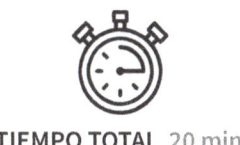

TIEMPO TOTAL 20 min

INGREDIENTES

170 gramos de coles de Bruselas, cortadas en juliana o ralladas (aproximadamente 2 tazas)

1 cucharada de aceite de oliva

½ cucharadita de asafétida (opcional)

½ cucharadita de sal

¼ taza de queso parmesano vegano (opcional, para fase de mantenimiento; ver p. 181)

PREPARACIÓN

1. En una sartén antiadherente a fuego medio-alto, añade el aceite de oliva. Mueve la sartén para cubrir el fondo con aceite una vez que esté caliente y brillante.

2. Añade las coles de Bruselas ralladas, la asafétida y la sal a la sartén. Cocina durante 6 a 8 minutos, removiendo ocasionalmente, hasta que las coles estén uniformemente doradas y tiernas por dentro.

3. Retira la sartén del fuego. Si lo deseas, mezcla las coles de Bruselas cocinadas con el queso parmesano vegano.

4. Disfruta de las coles de Bruselas como guarnición, ofreciendo una sabrosa mezcla de sabores ligeramente dulces y a frutos secos, realzados por el queso opcional.

POR RACIÓN (1 taza aprox.) Calorías: 96; Grasa total: 7g; Proteínas: 3g; Carbohidratos: 4g; Fibra: 3g

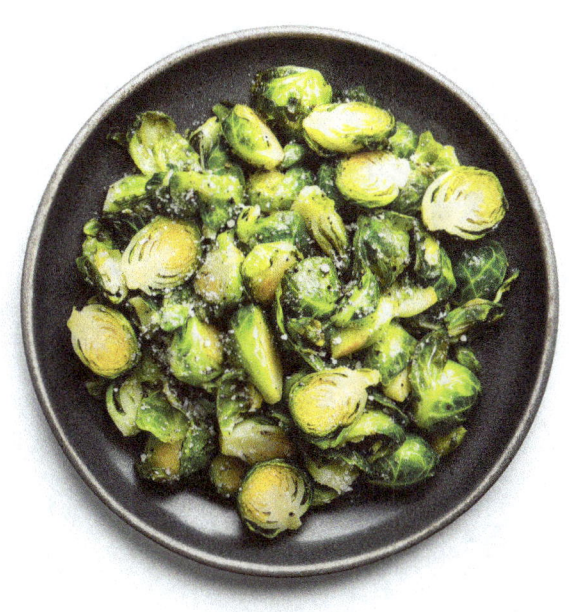

PILAF DE QUINOA CON CHAMPIÑONES

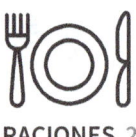 **RACIONES** 2

 **PREPARACIÓN** 15 min

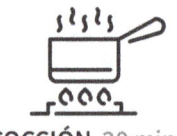 **COCCIÓN** 20 min

 **TIEMPO TOTAL** 35 min

INGREDIENTES

1 zanahoria pequeña, pelada y rallada

½ taza de quinoa, enjuagada

1 taza de caldo de verduras

56 gramos de champiñones, sin tallo y cortados en láminas finas (aproximadamente ¾ de taza)

1 ½ cucharadas de aceite de oliva, divididas

½ puerro (solo la parte blanca), cortado en rodajas finas y enjuagado

¼ de cucharadita de asafétida

2 cucharadas de perejil fresco, picado

½ cucharadita de tomillo seco

¼ de taza de piñones o nueces pecanas, picados (opcional)

Sal al gusto

PREPARACIÓN

1. En una cazuela mediana, combina la quinoa y el caldo de verduras. Lleva a ebullición, reduce el fuego a bajo, tapa y cocina a fuego lento hasta que la quinoa esté cocinada y el líquido se haya absorbido, aproximadamente 15 minutos.

2. Mientras se cocina la quinoa, calienta 1 cucharada de aceite de oliva en una sartén grande a fuego medio. Añade las zanahorias ralladas, el puerro y el tomillo, y cocina durante unos 5 a 7 minutos hasta que las zanahorias estén tiernas.

3. Incorpora los champiñones y la ½ cucharada restante de aceite de oliva a la sartén. Continúa cocinando, removiendo frecuentemente, hasta que los champiñones estén tiernos y bien cocinados. Sazona con sal y asafétida.

4. Añade la quinoa cocinada a la sartén con las verduras. Incorpora el perejil picado y los piñones o nueces pecanas opcionales. Prueba y ajusta la sazón si es necesario. Sirve y disfruta.

POR RACIÓN (aproximadamente 1 taza) Calorías: 275; Grasa total: 12g; Proteínas: 7g; Carbohidratos: 29g; Fibra: 4g

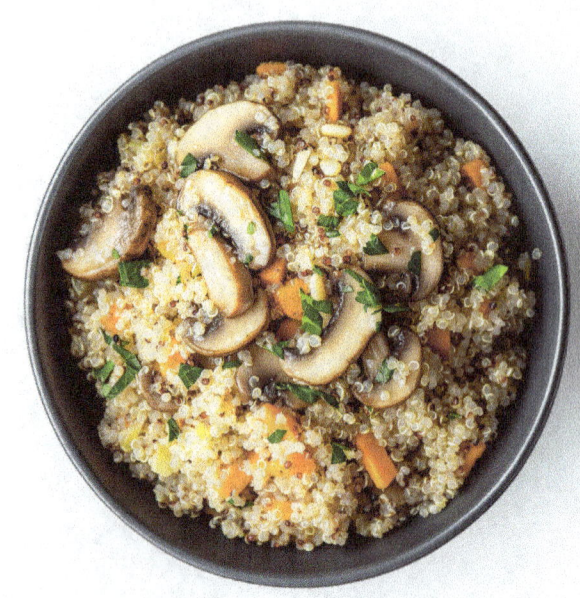

PURÉ DE BONIATOS

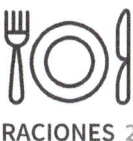 **RACIONES** 2

 **PREPARACIÓN** 10 min

 **COCCIÓN** 20 min

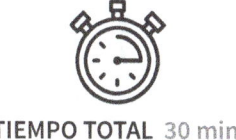 **TIEMPO TOTAL** 30 min

INGREDIENTES

2 boniatos medianos, pelados y cortados en trozos de 2,5 cm

½ taza de leche de almendras sin azúcar (u otra leche vegetal)

1 cucharadita de jengibre fresco rallado (opcional)

½ cucharadita de sal

PREPARACIÓN

1. Coloca los boniatos en una cazuela grande y cúbrelos con agua al menos 2,5 cm por encima. Pon a fuego medio-alto y lleva a ebullición.

2. Tapa la cazuela y continúa hirviendo hasta que los boniatos estén tiernos, unos 15-20 minutos.

3. Escurre el agua y vuelve a poner los boniatos en la cazuela. Añade la leche de almendras, el jengibre rallado (si lo usas) y la sal. Utiliza un machacador de patatas para aplastar la mezcla hasta que quede suave.

4. Remueve bien el puré de boniatos para asegurarte de que todos los ingredientes estén mezclados uniformemente.

5. Sirve el puré de boniatos inmediatamente, perfecto como guarnición para comidas festivas o cenas cotidianas.

POR RACIÓN (aproximadamente 1 taza) Calorías: 109; Grasa total: 1g; Proteínas: 2g; Carbohidratos: 18g; Fibra: 4g

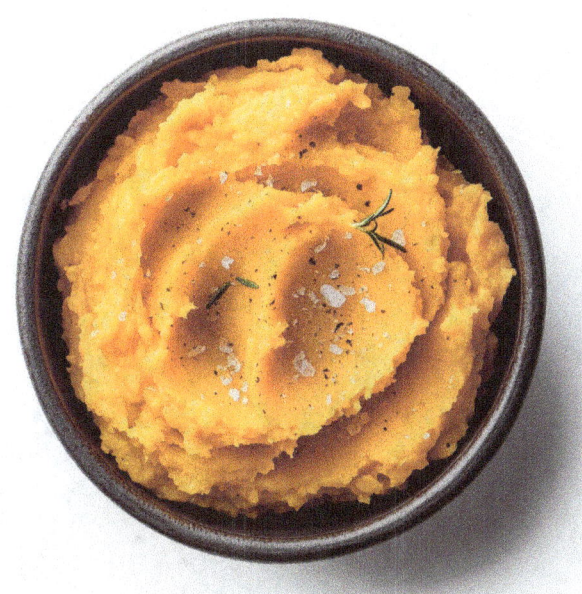

ARROZ «FRITO» DE KALE Y COCO

RACIONES 4

PREPARACIÓN 15 min

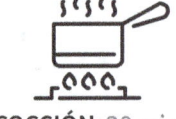
COCCIÓN 20 min

TIEMPO TOTAL 35 min

INGREDIENTES

1 manojo de kale, sin tallos y con las hojas finamente cortadas

½ taza de coco rallado sin azúcar

2 tazas de arroz blanco cocido

1 taza de zanahorias cortadas en rodajas finas

2 cucharadas de perejil fresco picado

1 huevo batido

1 clara de huevo

½ cucharadita de asafétida (opcional)

2 cucharaditas de aceite de coco, dividido

1 cucharada de aminoácidos de coco

¼ de cucharadita de sal

Cilantro fresco (opcional, para decorar)

POR RACIÓN (ungefähr 1 Tasse)
Kalorien: 231; Fett: 10g; Eiweiß: 5g; Kohlenhydrate: 26g; Ballaststoffe: 3g

PREPARACIÓN

1. Calienta 1 cucharadita de aceite de coco en un wok o sartén antiadherente a fuego medio-alto. Añade los huevos y cocina, removiendo ocasionalmente, hasta que estén revueltos y ligeramente cuajados. Transfiere los huevos a un bol y reserva. Limpia la sartén con papel de cocina si es necesario.

2. Añade el resto del aceite de coco a la sartén. Agrega el perejil, el kale y las zanahorias. Cocina a fuego medio, removiendo con frecuencia, durante 2–3 minutos, hasta que el kale se marchite y las zanahorias estén tiernas. Sazona con sal y una pizca de asafétida. Transfiere las verduras al bol con los huevos.

3. En la misma sartén, añade el coco rallado y cocina, removiendo frecuentemente, hasta que esté ligeramente dorado, aproximadamente 1-2 minutos.

4. Añade el arroz cocido a la sartén con el coco tostado. Remueve para combinar y cocina hasta que el arroz esté completamente caliente, aproximadamente 3 minutos.

5. Vuelve a incorporar los huevos y las verduras a la sartén. Añade los aminoácidos de coco y remueve todo hasta que esté bien combinado.

6. Reparte la mezcla de arroz en boles. Decora con hojas de cilantro fresco si lo deseas.

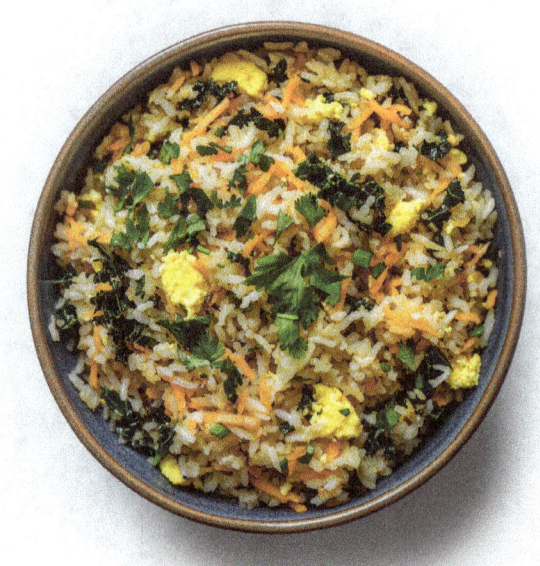

ESPINACAS A LA CREMA

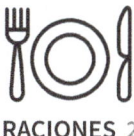
RACIONES 2

PREPARACIÓN 5 min

COCCIÓN 10 min

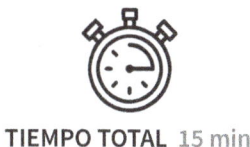
TIEMPO TOTAL 15 min

INGREDIENTES

1 manojo de espinacas, sin tallos y picadas

½ taza de leche de almendras sin endulzar

1 cucharada de aceite de oliva

1 cucharadita de fécula de patata o harina de arrurruz

½ cucharadita de sal

Una pizca de nuez moscada molida (opcional, para la fase de mantenimiento)

PREPARACIÓN

1. Calienta el aceite de oliva en una olla grande a fuego medio-alto hasta que brille. Añade las espinacas picadas, la sal y la nuez moscada (si la usas). Cocina durante unos 3 minutos o hasta que las espinacas estén marchitas.

2. Mientras se cocinan las espinacas, mezcla la leche de almendras y la fécula de patata o harina de arrurruz en un bol pequeño. Vierte esta mezcla sobre las espinacas marchitas.

3. Sigue cocinando, removiendo constantemente, hasta que la salsa espese, aproximadamente 1 minuto. Ajusta el punto de sal si es necesario.

4. Sirve las espinacas a la crema como guarnición para tus comidas favoritas.

POR RACIÓN (aproximadamente ½ taza) Calorías: 112; Grasa total: 8g; Proteínas: 5g; Carbohidratos: 3g; Fibra: 4g

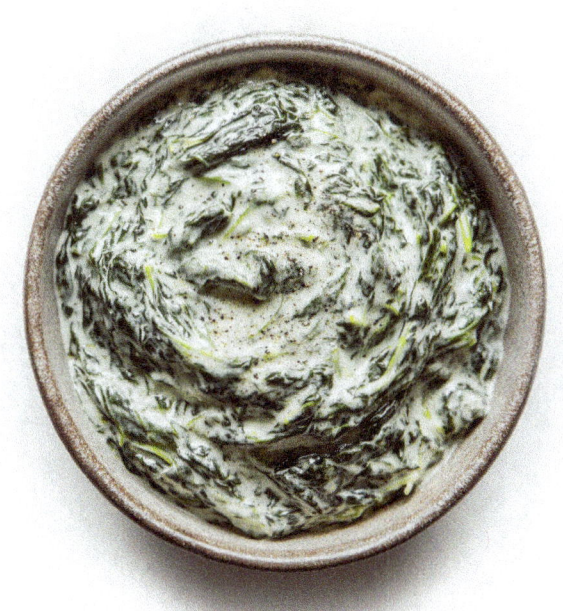

PURÉ DE COLIFLOR

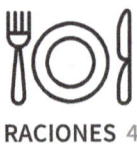

RACIONES 4

PREPARACIÓN 5 min

COCCIÓN 15 min

TIEMPO TOTAL 20 min

INGREDIENTES

1 coliflor mediana, cortada en ramilletes

2 cucharadas de aceite de oliva

1 cucharadita de orégano seco

¼ de cucharadita de asafétida (opcional)

½ cucharadita de sal, o al gusto

PREPARACIÓN

1. Añade los ramilletes de coliflor a una olla con agua hirviendo y cuécelos durante 10-15 minutos, o hasta que estén tiernos. Como alternativa, puedes cocer los ramilletes al vapor en una cesta para vapor sobre agua hirviendo durante el mismo tiempo.

2. Escurre bien la coliflor y déjala reposar durante 2-3 minutos para que se evapore el exceso de humedad. Este paso es fundamental para conseguir un puré suave y cremoso en lugar de uno aguado.

3. Transfiere la coliflor a un procesador de alimentos o batidora. Añade el aceite de oliva, las hierbas, la asafétida (si la usas) y la sal. Tritura hasta obtener una textura suave y esponjosa. Ajusta la sal al gusto.

4. Decora con hierbas frescas picadas y un chorrito adicional de aceite de oliva, si lo deseas. ¡Sirve inmediatamente y disfruta!

POR RACIÓN (aproximadamente 1 taza)
Calorías: 96; Grasa total: 7g; Proteínas: 2g; Carbohidratos: 4g; Fibra: 3g

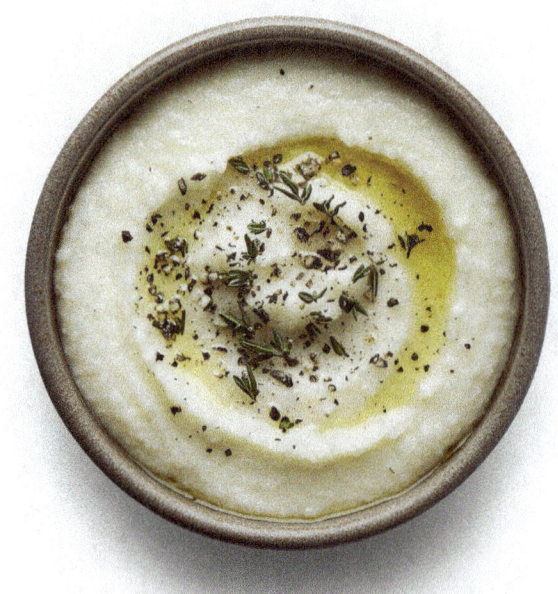

PILAF DE ARROZ Y LENTEJAS

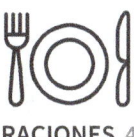
RACIONES 4

PREPARACIÓN 10 min

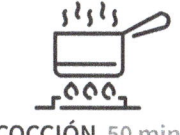
COCCIÓN 50 min

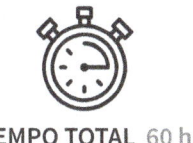
TIEMPO TOTAL 60 h

INGREDIENTES

½ taza de lentejas marrones

½ taza de arroz basmati o de grano largo sin cocer

1 cucharada de aceite de oliva

¼ de puerro (solo la parte blanca), picado

1 taza de caldo de verduras (o agua)

¼ de cucharadita de comino molido

½ cucharadita de cilantro molido

¼ de cucharadita de cúrcuma molida (opcional)

4 tazas de agua

½ cucharadita de sal

PREPARACIÓN

1. En una olla grande, lleva 4 tazas de agua a ebullición a fuego alto. Añade las lentejas y mantén un hervor moderado durante unos 25 minutos, comprobando cada pocos minutos después de 20 minutos, hasta que las lentejas estén tiernas. Escurre y reserva.

2. Mientras tanto, en una cazuela pequeña, lleva 1 taza de caldo de verduras (o agua) a ebullición. Añade el arroz, tapa y reduce el fuego a fuego lento. Cocina durante 20-25 minutos hasta que el líquido se haya evaporado. Retira del fuego y mantén tapado.

3. Mientras el arroz y las lentejas se están cocinando, calienta el aceite de oliva en una sartén antiadherente mediana a fuego medio-alto. Añade el puerro picado, la sal, el comino, el cilantro y la cúrcuma. Cocina, removiendo frecuentemente, hasta que el puerro empiece a ablandarse y dorarse ligeramente.

4. Añade las lentejas cocidas a la sartén con el puerro. Luego añade el arroz cocido y remueve todo junto hasta que esté bien mezclado.

5. Ajusta la sazón si es necesario y sirve el pilaf.

POR RACIÓN (aproximadamente ¾ de taza) Calorías: 202; Grasa total: 4g; Proteínas: 7g; Carbohidratos: 31g; Fibra: 3g

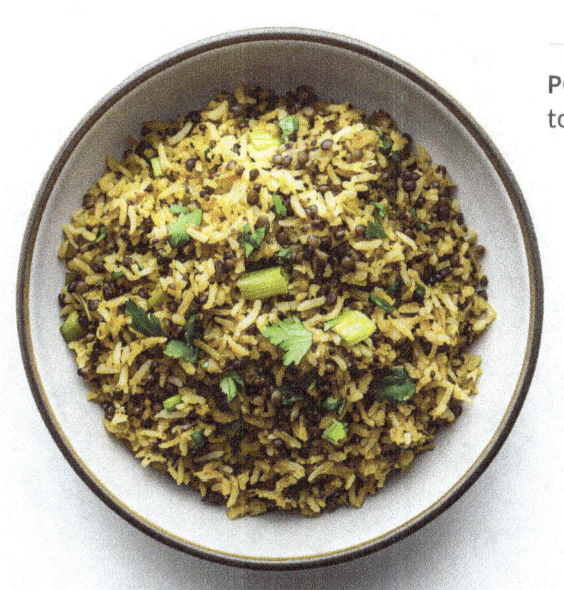

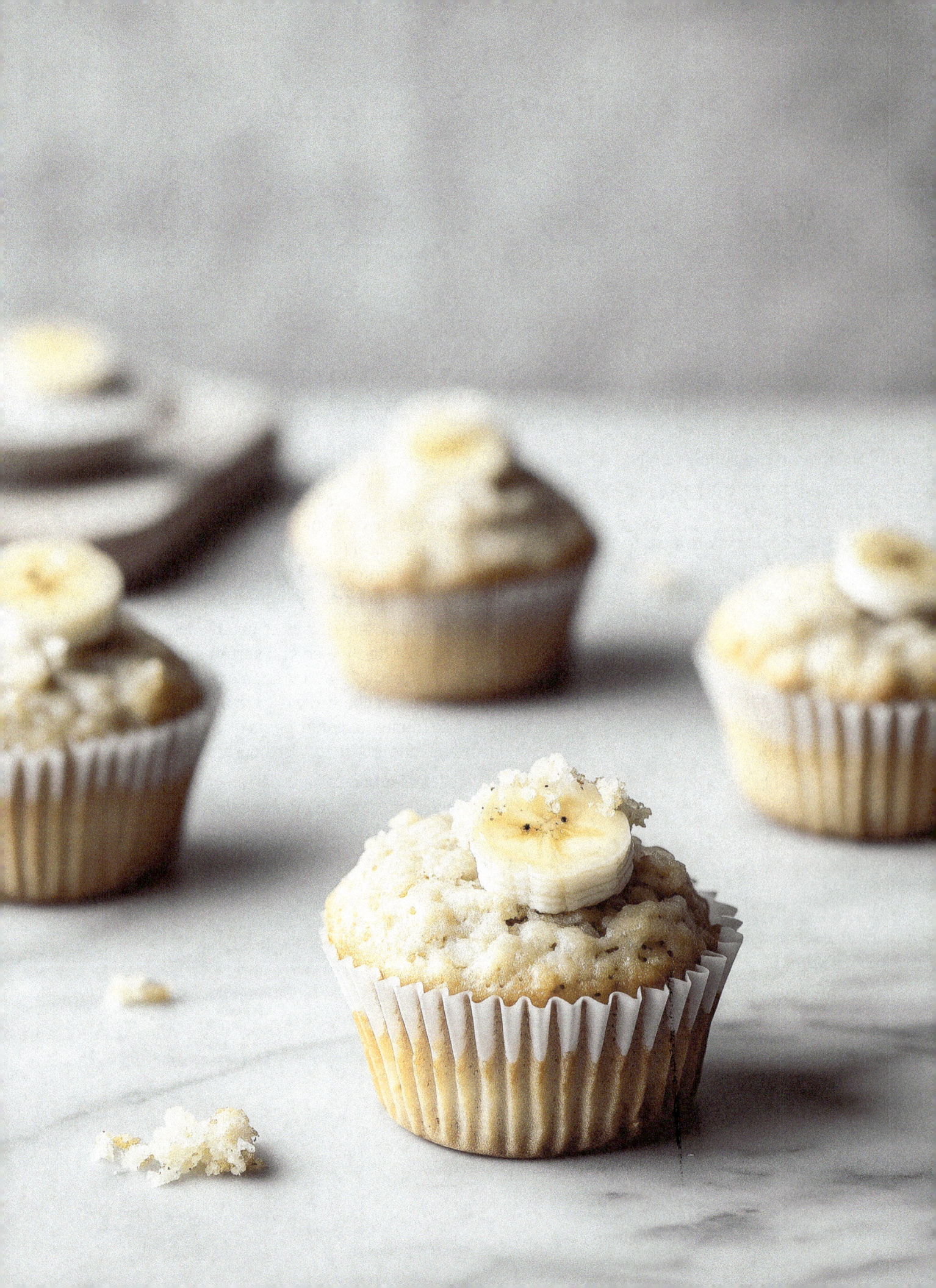

APERITIVOS Y POSTRES

BASTONES DE CALABACÍN AL HORNO

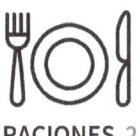
RACIONES 2

PREPARACIÓN 10 min

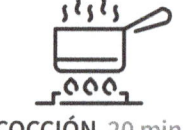
COCCIÓN 20 min

TIEMPO TOTAL 30 min

INGREDIENTES

2 calabacines medianos

¼ de taza de levadura nutricional

1 huevo grande, batido

⅓ de taza de harina de almendra o harina sin gluten para todo uso

¼ de cucharadita de asafétida (opcional)

½ cucharadita de sal

PREPARACIÓN

1. Precalienta el horno a 220°C. Forra una bandeja de horno con papel de hornear.
2. Corta cada calabacín por la mitad a lo largo y luego cada mitad nuevamente a lo largo para hacer ocho bastones largos por cada calabacín. Corta estos bastones transversalmente para hacer un total de 16 bastones de cada calabacín.
3. En un bol mediano, mezcla la levadura nutricional, la harina de almendra, la sal y la asafétida (si la usas).
4. En otro bol, bate el huevo.
5. Sumerge cada bastón de calabacín primero en el huevo batido, dejando escurrir el exceso, y luego rebózalo en la mezcla de levadura nutricional para cubrir todos los lados uniformemente.
6. Coloca los bastones de calabacín rebozados en la bandeja preparada en una sola capa.
7. Hornea en el horno precalentado durante 10 minutos, luego da la vuelta a cada bastón y continúa horneando otros 10 minutos, o hasta que estén dorados y crujientes.
8. Para mayor crujido, coloca la bandeja bajo el grill durante 2 a 3 minutos, o hasta que los bastones estén más dorados y crujientes.

POR RACIÓN (aproximadamente 1 ½ taza) Calorías: 119; Grasa total: 6g; Proteína: 8g; Carbohidratos: 5g; Fibra: 4g

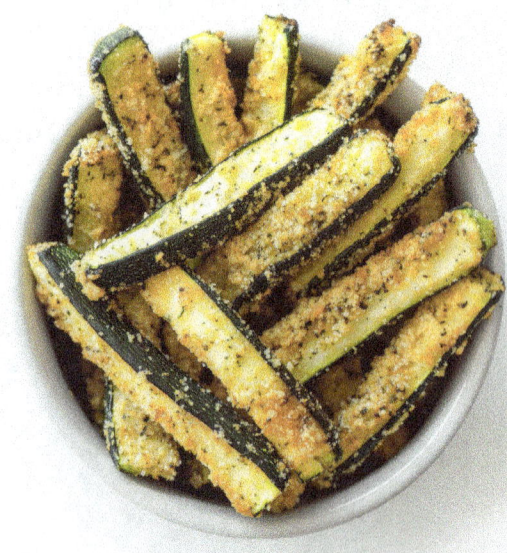

BOCADITOS DE BRÓCOLI

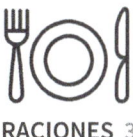 **RACIONES** 3

 **PREPARACIÓN** 20 min

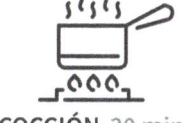 **COCCIÓN** 30 min

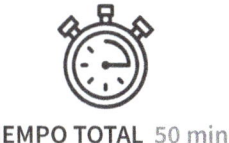 **TIEMPO TOTAL** 50 min

INGREDIENTES

2 tazas de floretes de brócoli

1 patata mediana

1 huevo grande

3 cucharadas de levadura nutricional

¼ taza de harina de almendra (o pan rallado sin gluten)

1 cucharadita de orégano seco

1 cucharadita de perejil seco

½ cucharadita de asafétida (opcional)

½ cucharadita de sal

PREPARACIÓN

1. Precalienta el horno a 200 °C y forra una bandeja de horno con papel vegetal.

2. Cuece al vapor los floretes de brócoli durante unos 3-5 minutos, luego enjuágalos rápidamente con agua fría para detener el proceso de cocción. Escúrrelos bien y sécalos con papel de cocina.

3. En un procesador de alimentos, tritura el brócoli hasta que quede finamente picado. Transfiere a un paño de cocina limpio y exprime para eliminar la mayor cantidad de agua posible.

4. Mientras tanto, coloca la patata en una cacerola con agua fría y llévala a ebullición. Cuece a fuego lento hasta que esté tierna, aproximadamente 12-15 minutos. Deja que se enfríe un poco, luego pela y ralla usando los agujeros más grandes de un rallador.

5. En un bol grande, combina la patata rallada, el brócoli picado, el huevo, la levadura nutricional, la harina de almendra, el orégano, el perejil, la asafétida (si la usas) y la sal. Mezcla bien.

6. Toma aproximadamente 1½ a 2 cucharadas de la mezcla y forma unas croquetas. Colócalas en la bandeja preparada.

7. Hornea durante 10 minutos, luego da la vuelta a las croquetas y hornea otros 10-15 minutos hasta que estén doradas y crujientes.

POR RACIÓN (aproximadamente 5 croquetas) Calorías: 153; Grasa total: 7g; Proteínas: 9g; Carbohidratos: 10g; Fibra: 5g

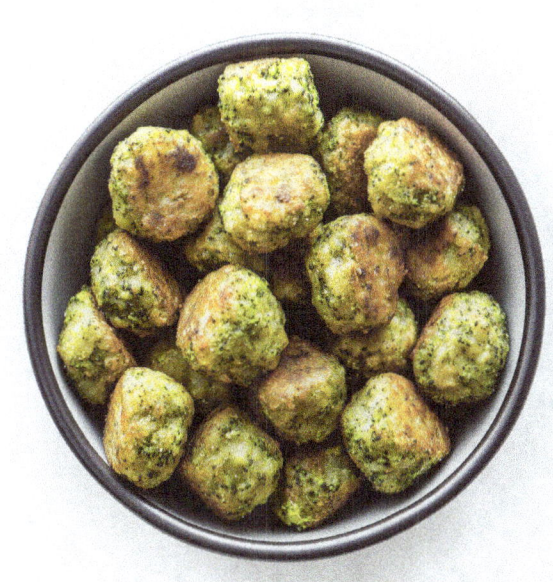

PAN DE CALABAZA

 **RACIONES** 10 rebanadas

 **PREPARACIÓN** 10 min

 **COCCIÓN** 50-60 min

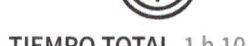 **TIEMPO TOTAL** 1 h 10 min

INGREDIENTES

1 taza de puré de calabaza en conserva (no relleno para tarta de calabaza)

2 huevos grandes

1 ½ tazas de harina sin gluten para todo uso

¼ cucharadita de goma xantana (omitir si tu mezcla de harina ya la incluye)

¼ taza de aceite de aguacate o aceite de coco inodoro

½ taza de sirope de arce o miel

2 cucharaditas de extracto de vainilla

1 cucharadita de bicarbonato de sodio

½ cucharadita de levadura en polvo

¼ cucharadita de sal

1 cucharadita de canela molida (omitir durante la fase de curación)

POR RACIÓN (aproximadamente 1 rebanada) Calorías: 178; Grasa total: 7g; Proteínas: 2g; Carbohidratos: 26g; Fibra: 1g

PREPARACIÓN

1. Precalienta el horno a 180°C. Engrasa un molde de pan de 23 x 13 cm con aceite en spray sin gluten.

2. En un bol grande, mezcla la calabaza, el bicarbonato, la levadura y la sal. Incorpora el sirope de arce (o miel) y el extracto de vainilla hasta que esté bien mezclado. Añade los huevos y el aceite, batiendo hasta que quede suave.

3. Incorpora gradualmente la harina sin gluten, la canela (si la usas) y la goma xantana hasta que la masa esté suave y espesa.

4. Vierte la masa en el molde preparado y alisa la superficie con una espátula. Hornea durante 50-60 minutos, o hasta que al insertar un palillo en el centro salga limpio.

5. Deja que el pan se enfríe en el molde durante unos 10 minutos, luego desmolda sobre una rejilla para que se enfríe completamente.

NOTA

- Guarda el pan enfriado en un recipiente hermético a temperatura ambiente. Para una conservación más prolongada, envuelve el pan completamente frío en papel de aluminio o film transparente, colócalo en una bolsa para congelar y congélalo hasta por 3 meses.

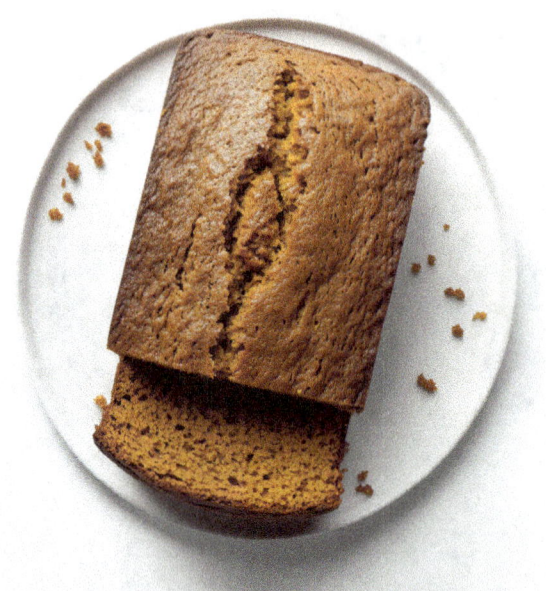

GALLETAS DE COCO

RACIONES 14-16 galletas

PREPARACIÓN 15 min

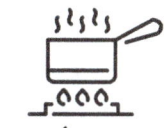
COCCIÓN 12 min

TIEMPO TOTAL 55 min

INGREDIENTES

1 taza de harina sin gluten para todo uso

½ taza de harina de avena

½ taza de copos de coco sin azúcar

1 plátano maduro, machacado

1 huevo grande

1 clara de huevo

2 cucharadas de aceite de coco derretido

¼ de taza de sirope de arce

½ taza de dátiles deshuesados, picados (opcional)

½ cucharadita de levadura en polvo

1 cucharadita de extracto de vainilla

¼ de cucharadita de sal

PREPARACIÓN

1. Precalienta el horno a 180°C. Forra una bandeja de horno grande con papel vegetal.

2. En un bol mediano, mezcla el plátano machacado, el aceite de coco, el sirope de arce, el huevo, la clara de huevo y el extracto de vainilla.

3. En otro bol, tamiza la harina sin gluten, la harina de avena, la levadura en polvo y la sal.

4. Incorpora gradualmente los ingredientes húmedos a los secos hasta que estén bien combinados. Añade los dátiles picados y los copos de coco.

5. Cubre el bol y refrigera la masa durante 30 minutos para que se endurezca.

6. Con una cuchara o formando bolas, divide la masa en porciones de 2 cucharadas y colócalas separadas unos centímetros entre sí en la bandeja preparada. Presiona ligeramente la parte superior de cada galleta para aplanarla un poco.

7. Hornea durante 9 a 12 minutos, o hasta que los bordes comiencen a dorarse.

8. Retira del horno y deja que las galletas se enfríen en la bandeja durante unos minutos antes de transferirlas a rejillas para que se enfríen completamente.

POR RACIÓN (aproximadamente 1 galleta) Calorías: 103; Grasa total: 4g; Proteínas: 1g; Hidratos de carbono: 14g; Fibra: 1g

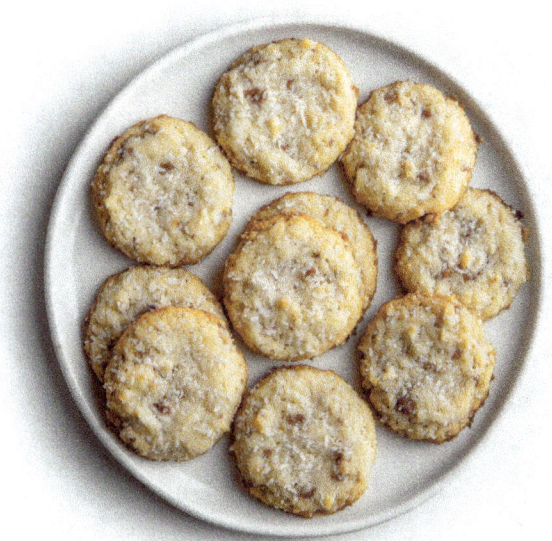

MAGDALENAS DE PLÁTANO

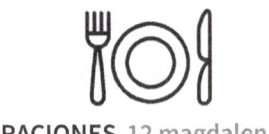  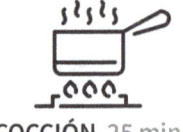 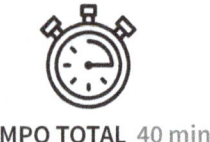

RACIONES 12 magdalenas   **PREPARACIÓN** 15 min   **COCCIÓN** 25 min   **TIEMPO TOTAL** 40 min

INGREDIENTES

3 plátanos maduros medianos, machacados (aproximadamente 1 ½ tazas)

1 ¾ tazas de harina multiusos sin gluten

¼ taza de leche de almendra u otra leche vegetal

¼ taza de aceite de coco derretido

¼ taza de sirope de arce o miel (ajustar según la dulzura de los plátanos)

1 huevo grande, batido

1 cucharadita de bicarbonato de sodio

½ cucharadita de levadura en polvo

1 cucharadita de extracto de vainilla (opcional)

¼ cucharadita de sal

POR RACIÓN (aproximadamente 1 muffin) Calorías: 152; Grasa total: 5g; Proteínas: 1g; Carbohidratos: 23g; Fibra: 1g

PREPARACIÓN

1. Precalentar el horno a 177°C (350°F). Rociar un molde para 12 muffins con spray antiadherente o colocar moldes de papel.

2. En un bol mediano, mezclar la harina, el bicarbonato de sodio, la levadura en polvo y la sal. Reservar.

3. En un bol grande, combinar el aceite de coco y el sirope de arce o miel. Incorporar el huevo, los plátanos machacados, la leche de almendra y el extracto de vainilla (si se usa) hasta que estén bien mezclados.

4. Añadir gradualmente los ingredientes secos a los húmedos, removiendo justo hasta que se combinen.

5. Repartir la masa uniformemente en el molde para muffins preparado.

6. Hornear durante 20-25 minutos, o hasta que un palillo insertado en el centro de un muffin salga limpio.

7. Dejar que los muffins se enfríen en el molde durante unos minutos antes de transferirlos a una rejilla para que se enfríen completamente.

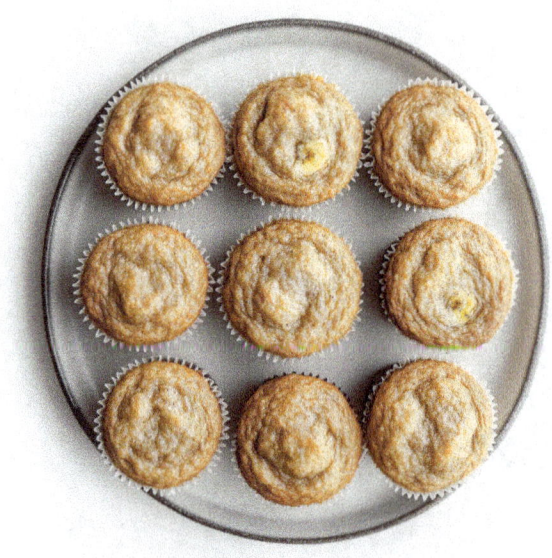

BIZCOCHO DE ALGARROBA

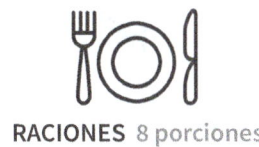

RACIONES 8 porciones

PREPARACIÓN 10 min

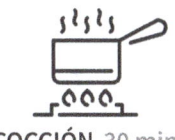

COCCIÓN 30 min

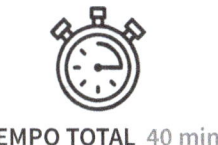

TIEMPO TOTAL 40 min

INGREDIENTES

¾ taza de harina multiusos sin gluten

5 cucharadas de polvo de algarroba

2 huevos

½ taza de sirope de arce o miel

3 cucharadas de aceite de coco derretido

½ cucharadita de bicarbonato de sodio

1 cucharadita de extracto de vainilla

¼ cucharadita de sal

PREPARACIÓN

1. Precalienta el horno a 163°C. Engrasa un molde para hornear de 20x20 cm y resérvalo.

2. En un recipiente mediano, mezcla la harina, el polvo de algarroba, el bicarbonato de sodio y la sal.

3. En otro recipiente, combina los huevos, el sirope de arce o la miel, el aceite de coco y el extracto de vainilla. Bate hasta que quede homogéneo.

4. Añade gradualmente los ingredientes secos a los húmedos, removiendo hasta que estén apenas mezclados.

5. Vierte la masa en el molde preparado, extendiéndola uniformemente.

6. Hornea durante 25-30 minutos, o hasta que un palillo introducido en el centro del pastel salga limpio.

7. Deja que el pastel se enfríe en el molde antes de cortarlo en cuadrados.

POR RACIÓN (aproximadamente 1 porción) Calorías: 160; Grasa total: 6g; Proteínas: 2g; Carbohidratos: 24g; Fibra: 2g

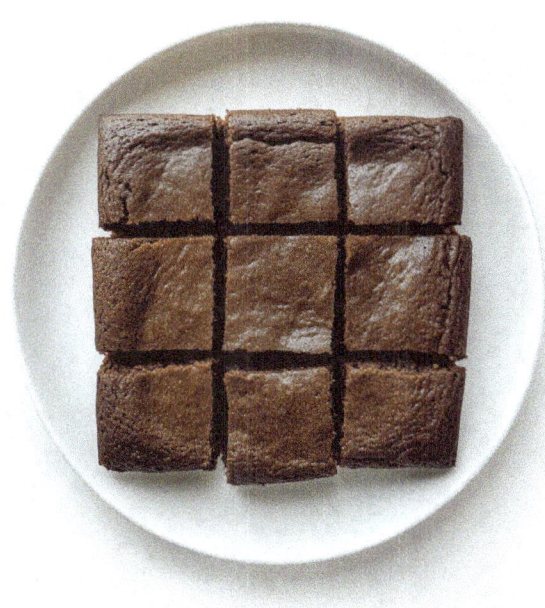

BARRITAS DE AVENA

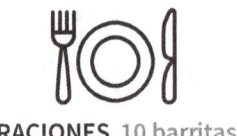 **RACIONES** 10 barritas

 **PREPARACIÓN** 15 min

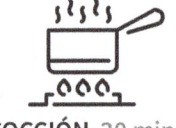 **COCCIÓN** 20 min

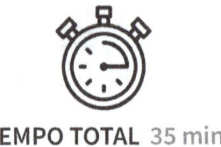 **TIEMPO TOTAL** 35 min

INGREDIENTES

2 ½ tazas de avena de cocción rápida

2 huevos grandes

½ taza de compota de manzana sin azúcar (o sustituir por plátano machacado)

½ taza de sirope de arce o miel (reducir el sirope de arce a ¼ de taza si se usa plátano)

¾ de taza de leche de almendras sin azúcar

1 cucharadita de extracto de vainilla

1 ½ cucharaditas de polvo de hornear

½ cucharadita de bicarbonato

½ cucharadita de sal

1 cucharadita de canela molida (omitir durante la fase de curación)

PREPARACIÓN

1. Precalienta el horno a 175°C. Engrasa un molde cuadrado de 23x23 cm o cúbrelo con papel de hornear para facilitar su extracción.

2. En un bol grande, bate los huevos, la leche de almendras, la compota de manzana o el plátano machacado, y el extracto de vainilla hasta que estén bien mezclados.

3. Añade la avena, el sirope de arce o la miel, el polvo de hornear, el bicarbonato, la sal y la canela (si la usas). Mezcla todo hasta que quede bien combinado.

4. Incorpora cualquier ingrediente adicional opcional de tu elección.

5. Vierte la masa en el molde preparado, extendiéndola de manera uniforme.

6. Hornea en el horno precalentado durante 20-25 minutos, o hasta que los bordes estén dorados y al insertar un palillo en el centro salga limpio.

7. Deja enfriar las barritas en el molde durante 5-10 minutos antes de cortarlas en 16 porciones.

POR RACIÓN (aproximadamente 1 barrita) Calorías: 145; Grasa total: 2g; Proteínas: 4g; Hidratos de carbono: 24g; Fibra: 2g

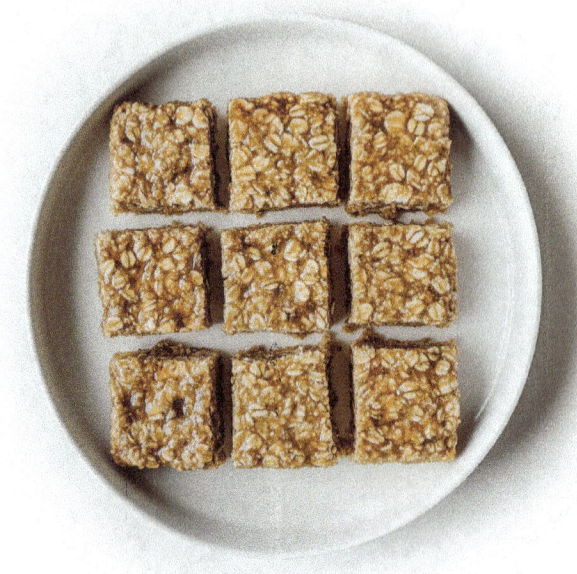

SORBETE DE SANDÍA

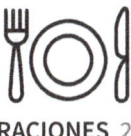

RACIONES 2

PREPARACIÓN 10 min

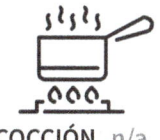

COCCIÓN n/a

TIEMPO TOTAL 12 min

INGREDIENTES

2 tazas de sandía fresca sin semillas, cortada en trozos de 2-5 centímetros

⅔ taza de leche de coco sin azúcar

1 cucharada de sirope de arce o miel

Un trozo de jengibre de 2,5 centímetros, pelado y rallado

PREPARACIÓN

1. Congela los trozos de sandía durante toda la noche.

2. Coloca la sandía congelada, la leche de coco, el jengibre y el sirope de arce en una batidora. Pulsa unas 10 veces para mezclarlo todo. Remueve con una cuchara.

3. Bate a velocidad alta hasta que quede suave, añadiendo más leche de coco si es necesario para conseguir la consistencia deseada.

4. Para una textura suave, sirve inmediatamente. Para una textura más firme, transfiere a un recipiente apto para congelador y congela durante 3-4 horas.

POR RACIÓN (aproximadamente 1 taza) Calorías: 70; Grasa total: 1g; Proteínas: 1g; Carbohidratos: 14g; Fibra: 1g

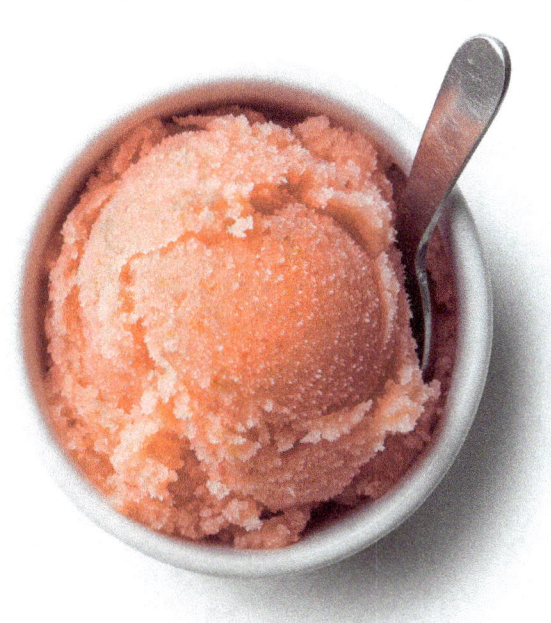

HELADO VEGANO DE ESPIRULINA

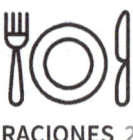

RACIONES 2

PREPARACIÓN 10 min

COCCIÓN n/a

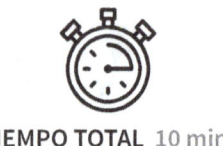

TIEMPO TOTAL 10 min

INGREDIENTES

3 plátanos maduros, cortados en rodajas y congelados

¼ taza de leche de almendras u otra leche vegetal

1 cucharadita de espirulina azul o verde

PREPARACIÓN

1. Saca los plátanos congelados del congelador y déjalos descongelar durante unos 5 minutos.

2. Coloca los plátanos, la leche de almendras y la espirulina en una batidora.

3. Bate a alta velocidad hasta conseguir una consistencia suave y cremosa. Utiliza un empujador si lo tienes disponible para presionar los ingredientes hacia las cuchillas y obtener una mezcla más homogénea.

4. Sirve el helado vegano inmediatamente para conseguir la mejor textura o transfiérelo a un recipiente apto para congelador si deseas una consistencia más firme.

POR RACIÓN (aproximadamente 1 taza) Calorías: 168; Grasa total: 1g; Proteínas: 2,6g; Carbohidratos: 37g; Fibra: 4,7g

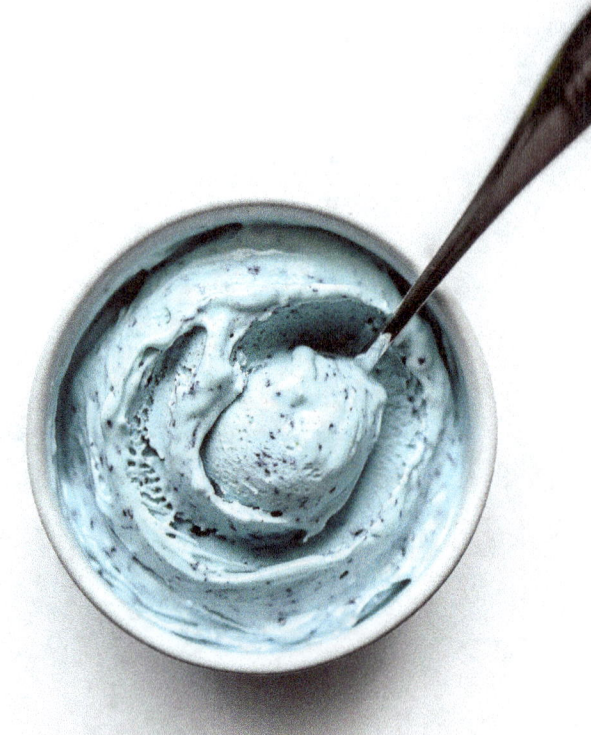

MAGDALENAS DE CALABAZA

 **RACIONES** 12 magdalenas

 **PREPARACIÓN** 10 min

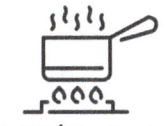 **COCCIÓN** 15 min

 **TIEMPO TOTAL** 25 min

INGREDIENTES

1 ¼ tazas de puré de calabaza

1 ½ tazas de harina sin gluten para todo uso

2 huevos grandes

1 cucharadita de extracto de vainilla

¼ taza de aceite de coco derretido

½ taza de sirope de arce o miel

½ cucharadita de polvo de hornear

1 cucharadita de bicarbonato de sodio

1 cucharadita de canela molida (omitir durante la fase de curación)

PREPARACIÓN

1. Precalentar el horno a 180°C. Rociar generosamente un molde para 12 magdalenas con aceite en spray antiadherente.

2. En un bol, mezclar el puré de calabaza, los huevos, el extracto de vainilla y el aceite de coco derretido. Remover hasta que estén bien combinados.

3. Añadir la harina sin gluten, el sirope de arce (o miel), el polvo de hornear, el bicarbonato de sodio y la canela (si se utiliza). Mezclar hasta que la masa quede homogénea.

4. Repartir la masa uniformemente entre las 12 cavidades del molde, llenando cada una casi hasta arriba.

5. Hornear en el horno precalentado durante 15 a 17 minutos, o hasta que al insertar un palillo en el centro de una magdalena, este salga limpio.

6. Retirar el molde del horno y dejar que las magdalenas se enfríen en el molde durante unos 10 a 15 minutos antes de transferirlas a una rejilla para que se enfríen por completo.

POR RACIÓN (1 magdalena) Calorías: 150; Grasa total: 5g; Proteínas: 2g; Carbohidratos: 22g; Fibra: 1g

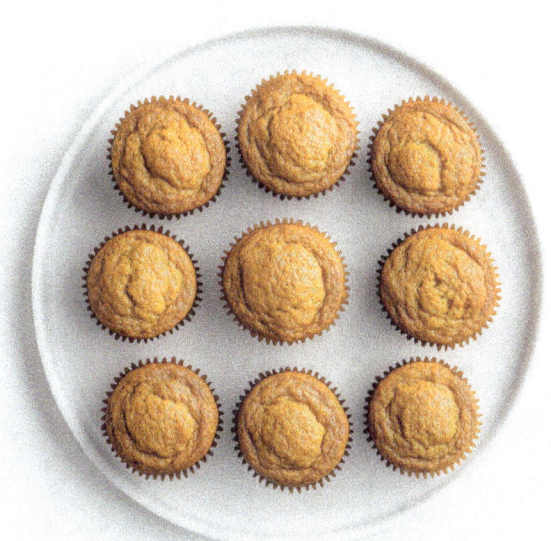

CHIPS CRUJIENTES DE ZANAHORIA

 **RACIONES** 2

 **PREPARACIÓN** 10 min

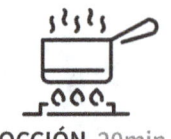 **COCCIÓN** 20min

 **TIEMPO TOTAL** 30 min

INGREDIENTES

3 zanahorias medianas

1 cucharada de aceite de oliva o aceite de coco derretido

¼ cucharada de sal

¼ cucharadita de comino molido

¼ cucharadita de canela molida (opcional, para fase de mantenimiento)

PREPARACIÓN

1. Precalienta el horno a 220°C. Forra varias bandejas de horno grandes con papel de hornear.

2. Corta los extremos de las zanahorias. Con una mandolina fina, córtalas en láminas diagonales desde el extremo más grueso. Deja de cortar cuando llegues al extremo más fino de la zanahoria para evitar desperdicios.

3. En un bol grande, mezcla las rodajas de zanahoria, el aceite de oliva, la sal marina, el comino y la canela (si la utilizas). Remueve hasta que las rodajas estén uniformemente cubiertas.

4. Extiende las rodajas de zanahoria en una sola capa sobre las bandejas preparadas, asegurándote de que no se solapen.

5. Hornea en el horno precalentado durante 12-15 minutos hasta que los bordes empiecen a curvarse y se vuelvan crujientes.

6. Da la vuelta a todas las chips y continúa horneando durante 5-8 minutos adicionales hasta que el otro lado esté crujiente.

7. Deja que las chips se enfríen completamente en las bandejas antes de transferirlas a un recipiente hermético, donde se pueden conservar hasta 2 semanas.

POR RACIÓN (aproximadamente 1 taza)
Calorías: 97; Grasa total: 7g; Proteínas: 1g; Carbohidratos: 6g; Fibra: 2g

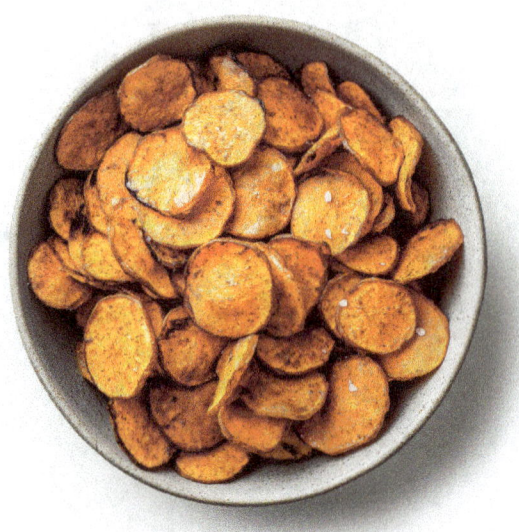

GALLETAS DE JENGIBRE

RACIONES 10-12 galletas

PREPARACIÓN 15 min

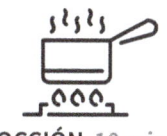

COCCIÓN 10 min

TIEMPO TOTAL 25 min

INGREDIENTES

1 ½ tazas de harina de almendra

½ taza de harina de coco

2 dátiles Medjool, deshuesados

3 cucharadas de sirope de arce o miel

2 cucharadas de aceite de aguacate o aceite de coco sin olor

½ cucharadita de bicarbonato

2 cucharaditas de jengibre molido

1 cucharadita de extracto de vainilla

½ cucharadita de canela molida (opcional, para fase de mantenimiento)

¼ cucharadita de nuez moscada molida (opcional, para fase de mantenimiento)

¼ cucharadita de sal

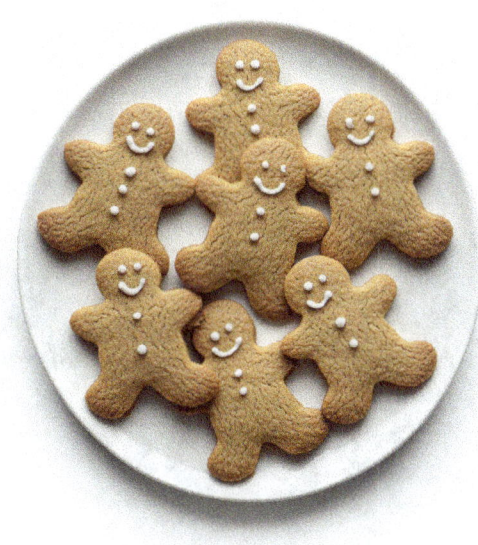

PREPARACIÓN

1. En una batidora, combina los dátiles, el sirope de arce (o miel), el aceite de aguacate y 2 cucharadas de agua. Tritura hasta conseguir una mezcla homogénea, aproximadamente 1 minuto.

2. Añade la harina de almendra, harina de coco, bicarbonato, jengibre, vainilla, canela, nuez moscada y sal a la batidora. Pulsa hasta que se forme una masa. Utiliza una espátula para mezclar manualmente y raspar los laterales entre pulsaciones para asegurar una mezcla uniforme.

3. Transfiere la masa a un bol grande. Amasa a mano para asegurar que todos los ingredientes estén bien combinados.

4. Forma una bola con la masa, cubre el bol con film transparente y refrigera durante 2 horas para que se endurezca.

5. Precalienta el horno a 175°C. Forra dos bandejas de horno con papel de hornear.

6. Coloca la masa refrigerada entre dos hojas de papel de hornear sobre una superficie plana. Estírala con un rodillo hasta que tenga un grosor de unos 6 mm.

7. Usando un cortador de galletas con forma de muñeco de jengibre, corta las galletas y colócalas en las bandejas preparadas, separadas unos 2,5 cm entre sí. Vuelve a amasar los restos y repite hasta utilizar toda la masa.

8. Hornea en el horno precalentado durante 8-10 minutos, o hasta que los bordes estén ligeramente dorados. Ten cuidado de no hornear demasiado, ya que las galletas pueden quemarse fácilmente.

9. Deja que las galletas se enfríen en las bandejas antes de transferirlas a un recipiente para guardarlas. Se pueden conservar en el frigorífico hasta 2 días.

POR RACIÓN (aproximadamente 1 galleta) Calorías: 133; Grasa total: 9g; Proteínas: 4g; Carbohidratos: 6g; Fibra: 3g

MOUSSE CREMOSO DE ALGARROBA

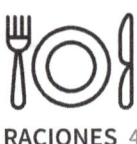
RACIONES 4

PREPARACIÓN 10 min

COCCIÓN n/a

TIEMPO TOTAL 10 min

INGREDIENTES

2 aguacates Hass maduros, pelados y sin hueso

4 dátiles Medjool, sin hueso

¼ taza de polvo de algarroba

½ taza de leche de almendras sin azúcar

2 cucharadas de sirope de arce o miel

1 cucharadita de extracto de vainilla

Una pizca de sal

2 cucharadas de coco rallado, tostado (opcional, para decorar)

PREPARACIÓN

1. Añade los aguacates, los dátiles, el polvo de algarroba, la leche de almendras, el sirope de arce, el extracto de vainilla y una pizca de sal a un procesador de alimentos.

2. Procesa hasta que la mezcla quede suave y cremosa, lo que puede llevar unos 3 minutos. Detente para raspar los lados del bol ocasionalmente para asegurar que todos los ingredientes estén bien incorporados.

3. Una vez completamente mezclado hasta lograr una consistencia suave, prueba y ajusta el dulzor o la sal según tu preferencia.

4. Divide el mousse en dos cuencos para servir. Si lo deseas, decora con coco rallado tostado.

5. Sirve inmediatamente para obtener la mejor textura o congela para usar más tarde.

POR RACIÓN (aproximadamente ½ taza) Calorías: 89; Grasa total: 11g; Proteínas: 2g; Carbohidratos: 27g; Fibra: 8g

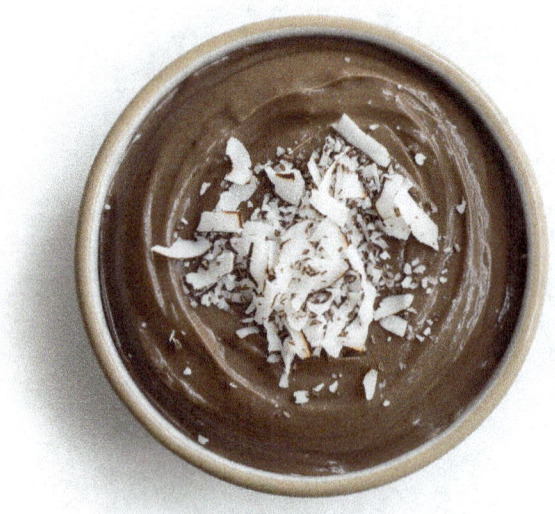

ROSQUILLAS DE CALABAZA

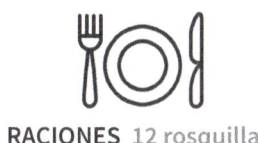

RACIONES 12 rosquillas

PREPARACIÓN 20 min

COCCIÓN 15 min

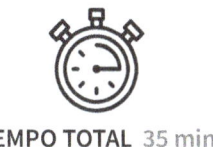

TIEMPO TOTAL 35 min

INGREDIENTES

1 taza de puré de calabaza enlatado (no relleno para tarta de calabaza)

1 ½ tazas de harina sin gluten para uso general

½ cucharadita de goma xantana (omitir si tu harina ya la incluye)

2 huevos grandes

1 cucharadita de levadura en polvo

½ taza de sirope de arce o miel

¼ taza de aceite de aguacate o aceite de coco sin olor

1 cucharadita de extracto de vainilla

½ cucharadita de canela molida (opcional, para fase de mantenimiento)

½ cucharadita de sal

PREPARACIÓN

1. Precalienta el horno a 180°C y engrasa un molde para 12 rosquillas con espray de cocina sin gluten.

2. En un bol grande, mezcla la calabaza, los huevos, el aceite, el sirope de arce o la miel, y el extracto de vainilla hasta que estén completamente integrados.

3. Añade la harina sin gluten, la goma xantana (si la usas), la levadura en polvo, la sal y la canela. Mezcla hasta obtener una masa espesa y homogénea.

4. Transfiere la masa a una bolsa grande de almacenamiento de plástico o manga pastelera. Corta la punta y rellena uniformemente el molde para rosquillas.

5. Hornea durante 14-16 minutos hasta que las rosquillas estén doradas y firmes.

6. Transfiere a una rejilla o plato para que se enfríen.

7. Sirve o deja que se enfríen por completo. Guarda las sobras en un recipiente hermético, o congélalas hasta 3 meses para disfrutarlas más tarde.

POR RACIÓN (1 rosquilla) Calorías: 148; Grasa total: 5g; Proteínas: 2g; Carbohidratos: 21g; Fibra: 1g

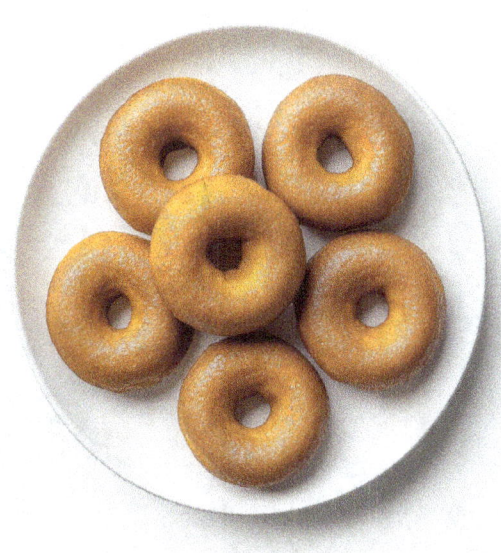

BARRITAS DE ARROZ INFLADO

RACIONES 12 barritas

PREPARACIÓN 10 min

COCCIÓN n/a

TIEMPO TOTAL 40 min

INGREDIENTES

3 tazas de cereales de arroz inflado simple

¼ taza de crema de frutos secos (asegúrate de que no contenga azúcares ni aceites añadidos)

⅓ taza de sirope de arce

¼ taza de agua

1 cucharada de algarroba en polvo (opcional, para un sabor achocolatado)

PREPARACIÓN

1. En una cazuela pequeña, mezcla la crema de frutos secos, el sirope de arce, el agua y el polvo de algarroba (si lo usas). Calienta la mezcla a fuego medio, removiendo continuamente hasta que quede suave y bien combinada.

2. Coloca el cereal de arroz inflado en un bol grande.

3. Vierte la mezcla caliente de crema de frutos secos sobre el cereal de arroz inflado. Remueve bien hasta que todo el cereal quede uniformemente cubierto.

4. Forra una bandeja de horno con papel vegetal. Vierte la mezcla de cereal en la bandeja forrada, extendiéndola uniformemente.

5. Coloca la bandeja en el congelador durante unos 30 minutos para que las barritas se solidifiquen.

6. Después de que las barritas se hayan endurecido, sácalas del congelador y córtalas en los tamaños deseados.

7. Guarda las barritas de arroz inflado en el frigorífico en un recipiente hermético.

POR RACIÓN (1 barrita) Calorías: 70; Grasa total: 3g; Proteínas: 1g; Carbohidratos: 9g; Fibra: 1g

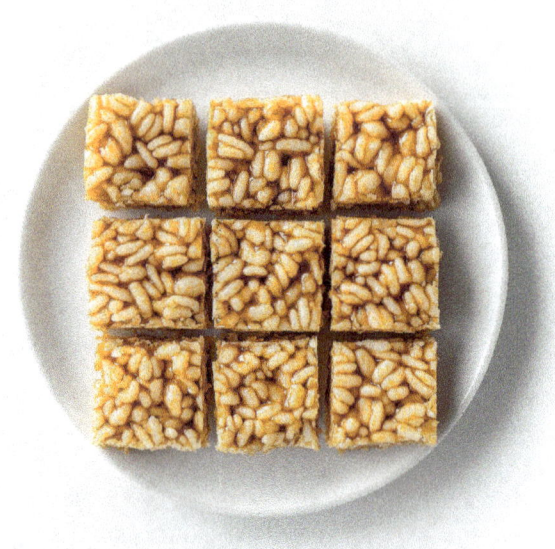

BROWNIES DE BONIATO

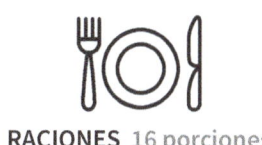 **RACIONES** 16 porciones

 **PREPARACIÓN** 10 min

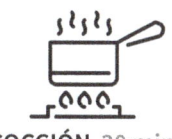 **COCCIÓN** 30 min

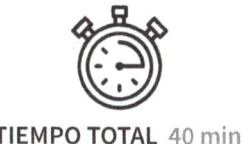 **TIEMPO TOTAL** 40 min

INGREDIENTES

1 ½ tazas de puré de boniato (asado, hervido o al vapor previamente)

⅓ taza de polvo de algarroba

¼ taza de harina de avena o harina de almendra

¼ taza de crema de frutos secos a elección o aceite de coco derretido (ver nota)

¼ taza de sirope de arce o miel

1 cucharadita de extracto de vainilla (opcional)

Una pizca de sal

PREPARACIÓN

1. Precalienta el horno a 175°C. Engrasa un molde para hornear de 20x20 cm y fórralo con papel de hornear. Reserva.

2. Añade todos los ingredientes a un procesador de alimentos y tritura hasta obtener una mezcla homogénea. Como alternativa, combina todos los ingredientes en un bol, empezando por los ingredientes húmedos seguidos de los secos para asegurar una mezcla uniforme.

3. Vierte la masa en el molde preparado. Utiliza una espátula para extender la masa uniformemente por el molde, alisando la superficie.

4. Coloca el molde en el horno precalentado y hornea durante 25-30 minutos, o hasta que el centro se sienta firme al tacto y los bordes comiencen a separarse de los lados del molde.

5. Deja que los brownies se enfríen completamente en el molde antes de cortarlos. Esto ayudará a que se asienten adecuadamente, facilitando su corte en cuadrados. Sirve y disfruta.

NOTAS

- Si eliges crema de frutos secos, asegúrate de que sea suave y no contenga azúcares ni aceites añadidos.

- La elección entre harina de avena y harina de almendra puede afectar a la textura; la harina de avena tiende a hacerlos ligeramente más densos que la harina de almendra.

POR RACIÓN (aproximadamente 1 porción) Calorías: 77; Grasa total: 3g; Proteínas: 2g; Carbohidratos: 10g; Fibra: 2g

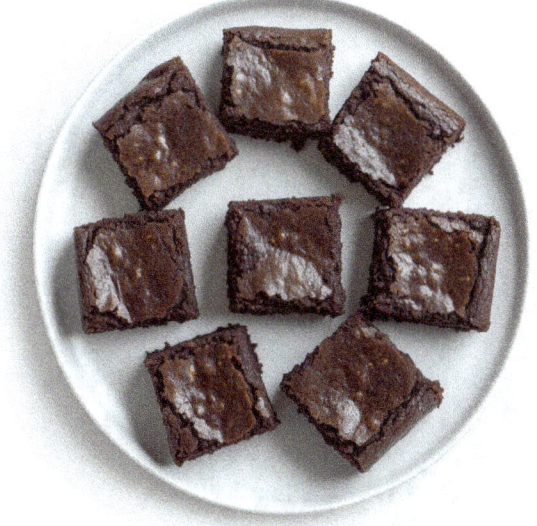

BOLITAS DE DÁTILES

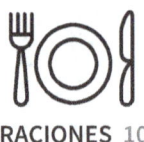 RACIONES 10

 PREPARACIÓN 10 min

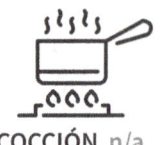 COCCIÓN n/a

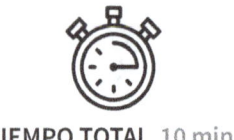 TIEMPO TOTAL 10 min

INGREDIENTES

1 taza de dátiles Medjool, sin hueso

½ taza de nueces (puedes sustituirlas por otros frutos secos si lo prefieres)

½ taza de coco rallado sin azúcar

½ cucharadita de extracto de vainilla (opcional)

¼ de cucharadita de sal

PREPARACIÓN

1. Coloca los dátiles sin hueso, las nueces, el coco rallado, el extracto de vainilla (si lo usas) y la sal en un procesador de alimentos con cuchilla en forma de "S".

2. Pulsa varias veces hasta que la mezcla se desmigaje pero se pegue cuando la presiones entre los dedos. No proceses demasiado.

3. Con una cuchara para galletas de 28 gramos o una cucharada, coge la mezcla y presiónala firmemente.

4. Forma bolas rodando la mezcla entre tus manos, asegurándote de que cada una quede compacta.

5. Las bolitas energéticas de dátiles pueden consumirse inmediatamente o guardarse para más tarde.

6. Colócalas en un recipiente hermético y guárdalas en el frigorífico hasta 2 semanas o congélalas hasta 3 meses.

NOTA

- Si la mezcla está demasiado seca para formar bolas, puedes añadir un poco más de dátiles o una cucharadita de agua para ayudar a que se una.

POR RACIÓN (1 bolita) Calorías: 96; Grasa total: 4g; Proteínas: 1g; Carbohidratos: 13g; Fibra: 2g

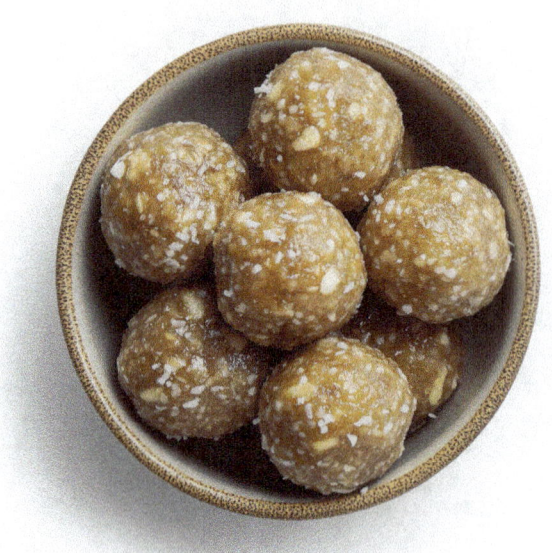

BASTONES DE YUCA AL HORNO

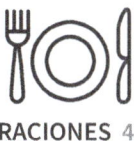
RACIONES 4

PREPARACIÓN 20 min

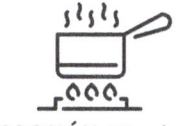
COCCIÓN 25 min

TIEMPO TOTAL 45 min

INGREDIENTES

2 yucas grandes

2 cucharadas de aceite de oliva

¾ cucharadita de sal

Salsa de aguacate:

1 aguacate maduro

2 cucharadas de leche de almendras (o ¼ taza de yogur sin lácteos natural para la fase de mantenimiento)

Ralladura de 1 limón

¼ taza de cilantro fresco

Sal al gusto

PREPARACIÓN

1. Precalienta el horno a 230°C.

2. Pon a hervir una olla grande de agua. Corta los extremos de cada yuca, córtalas por la mitad transversalmente y colócalas sobre sus extremos cortados. Con cuidado, retira la piel cerosa exterior con un cuchillo afilado.

3. Corta cada mitad de yuca a lo largo y luego vuelve a cortar para hacer cuartos, obteniendo un total de 16 trozos. Retira el núcleo fibroso de cada trozo.

4. Hierve los trozos de yuca hasta que estén tiernos al pincharlos con un tenedor, aproximadamente 8-10 minutos. Retíralos con una espumadera y transfiérelos a una tabla de cortar forrada con papel de cocina para que se sequen.

5. Seca bien la yuca con papel de cocina adicional, luego transfiérela a un bol grande. Mezcla con aceite de oliva y sal hasta que quede bien cubierta.

6. Extiende la yuca en una bandeja de horno grande en una sola capa.

7. Hornea en el horno precalentado durante unos 25 minutos, o hasta que estén doradas y crujientes, dándoles la vuelta a mitad de cocción.

8. Mientras la yuca se hornea, mezcla el aguacate, la leche de almendras, la ralladura de limón y el cilantro en una batidora o procesador de alimentos hasta obtener una mezcla suave. Sazona con sal al gusto.

9. Sirve los bastones de yuca con la salsa de aguacate aparte para mojar.

POR RACIÓN (¼ de las patatas fritas de yuca) Calorías: 298; Grasa total: 7g; Proteínas: 2g; Carbohidratos: 54g; Fibra: 2g

PUDÍN DE MANGO

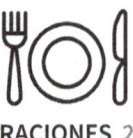 **RACIONES** 2

 **PREPARACIÓN** 10 min

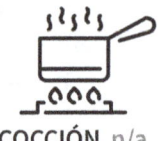 **COCCIÓN** n/a

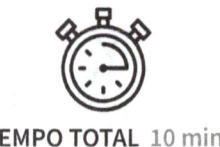 **TIEMPO TOTAL** 10 min

INGREDIENTES

2 mangos medianos, pelados y troceados

1 taza de leche de coco ligera o leche de almendras sin azúcar

2-4 cucharadas de sirope de arce (ajustar según la dulzura de los mangos)

½ taza de agua

1 cucharada de gelatina sin sabor

Una pizca de sal

PREPARACIÓN

1. En un procesador de alimentos, tritura los trozos de mango hasta obtener una textura muy suave.

2. Añade media taza de leche de coco y el sirope de arce al mango triturado. Procesa de nuevo hasta que esté bien incorporado.

3. En una olla pequeña, combina el agua y la media taza restante de leche de coco. Calienta hasta que comience a hervir ligeramente y emita vapor. Retira del fuego.

4. Espolvorea la gelatina uniformemente sobre la superficie y bate enérgicamente hasta que la gelatina esté completamente disuelta y no queden grumos.

5. Añade la mezcla de gelatina al puré de mango en el procesador de alimentos. Procesa hasta que esté bien incorporado y suave. Prueba y ajusta el dulzor si es necesario.

6. Vierte la mezcla en pequeños ramequines o tarros. Tapa y enfría en la nevera hasta que cuaje, al menos 2-3 horas. El pudín puede conservarse en la nevera durante 2-3 días.

NOTA

• El uso de leche de almendras sin azúcar hará que el pudín sea bajo en grasa y ligeramente menos cremoso en comparación con el uso de leche de coco.

POR RACIÓN (aproximadamente 1 taza)
Calorías: 346; Grasa total: 8g; Proteínas: 5g; Carbohidratos: 64g; Fibra: 3g

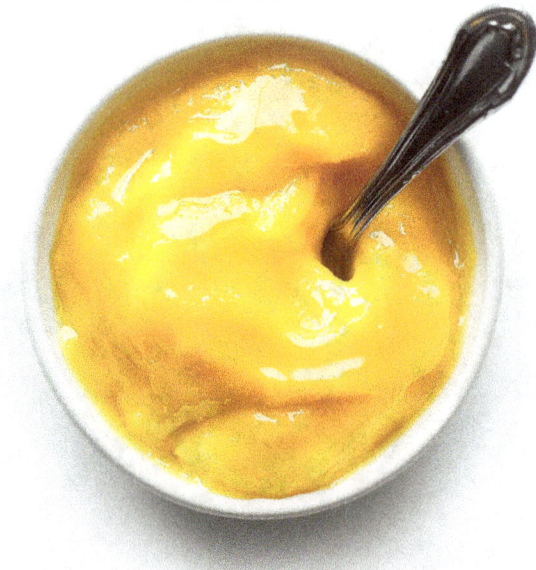

DÁTILES RELLENOS DE ALGARROBA

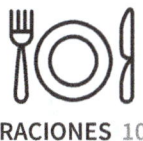 **RACIONES** 10

 **PREPARACIÓN** 15 min

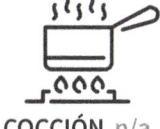 **COCCIÓN** n/a

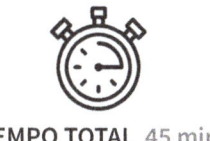 **TIEMPO TOTAL** 45 min

INGREDIENTES

10 dátiles Medjool

¼ taza de crema de almendras o crema de cacahuetes (sin azúcares ni aceites añadidos)

¼ taza de almendras picadas o trituradas

⅓ taza de aceite de coco

¼ taza de algarroba en polvo

2 cucharadas de sirope de arce

PREPARACIÓN

1. Prepara una bandeja de horno o un plato cubriéndolo con papel de hornear.

2. Haz un corte cuidadoso en cada dátil y retira el hueso; colócalos sobre el papel de hornear.

3. En un cuenco pequeño, mezcla la crema de almendras con 2 cucharadas de las almendras trituradas. Remueve hasta que estén bien incorporadas.

4. Rellena cada dátil con aproximadamente ½ cucharadita de la mezcla de crema de almendras.

5. Derrite el aceite de coco en una cazuela a fuego lento o en el microondas durante unos 30-60 segundos.

6. Una vez derretido, retira el aceite de coco del fuego. Incorpora gradualmente la algarroba en polvo mientras remueves hasta conseguir una mezcla homogénea, asegurándote de que no queden grumos. Añade el sirope de arce a la mezcla de algarroba y remueve bien.

7. Sumerge cada dátil relleno en la mezcla de algarroba usando un tenedor, asegurándote de que queden completamente cubiertos.

8. Devuelve los dátiles recubiertos al papel de hornear y espolvorea por encima el resto de las almendras trituradas.

9. Refrigera los dátiles hasta que la capa de algarroba esté firme, aproximadamente 30 minutos.

10. Conserva los dátiles rellenos de algarroba en un recipiente hermético en la nevera hasta una semana.

POR RACIÓN (1 dátil relleno) Calorías: 214; Grasa total: 12g; Proteínas: 2g; Carbohidratos: 23g; Fibra: 3g

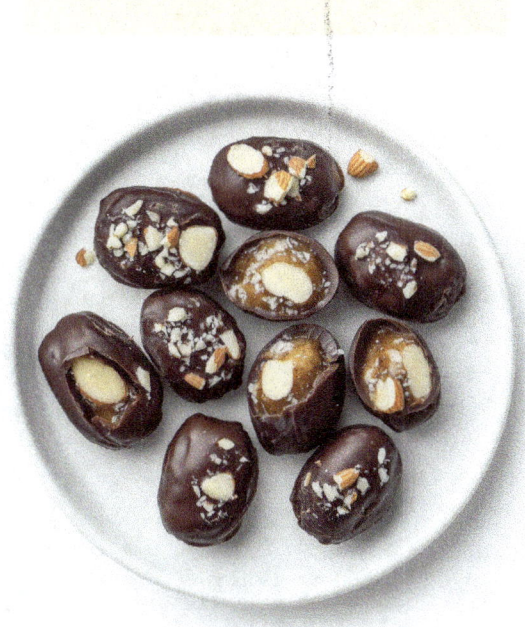

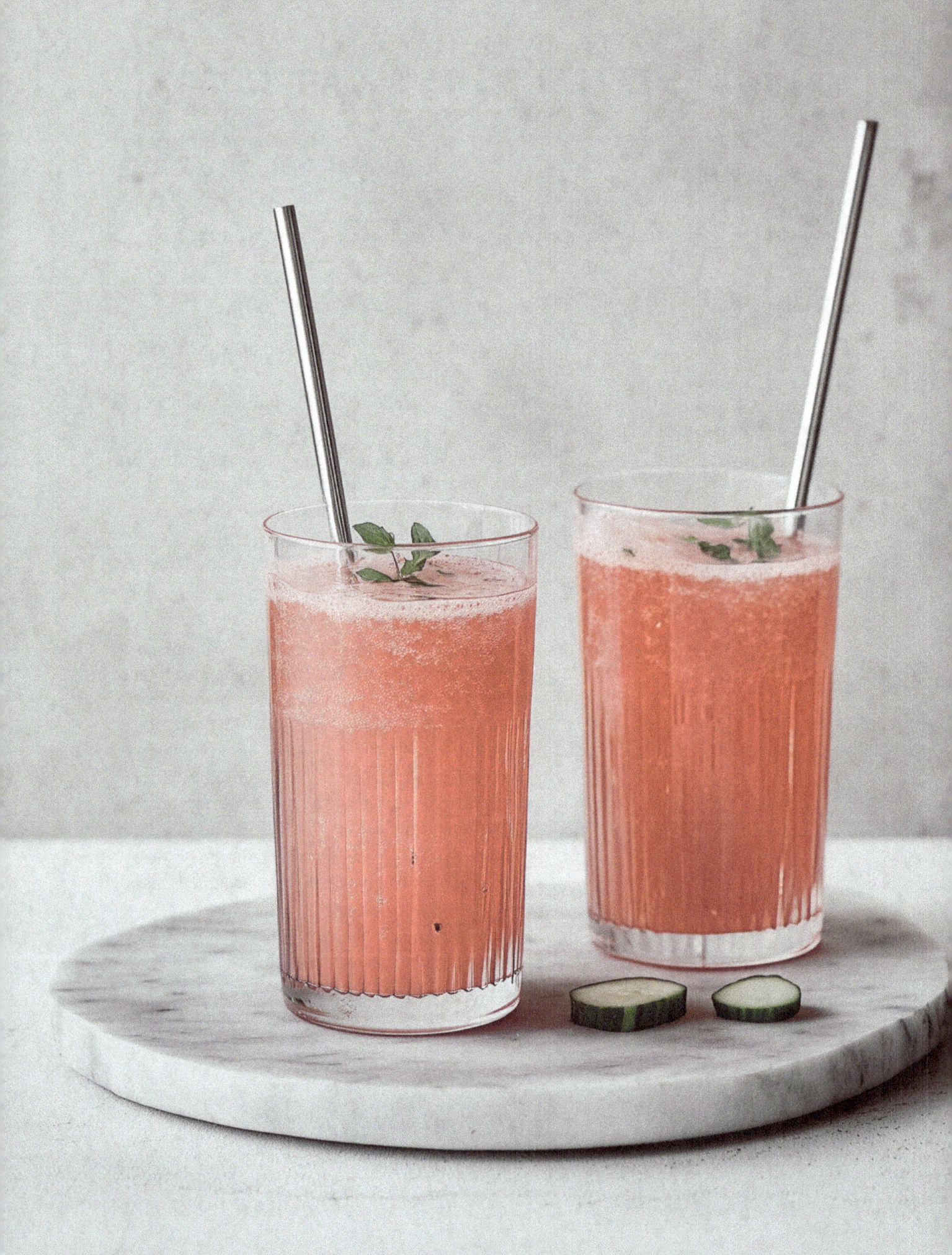

Capítulo Ocho

BATIDOS Y BEBIDAS

BATIDO DE PLÁTANO Y MANGO

RACIONES 1

PREPARACIÓN 5 min

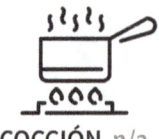

COCCIÓN n/a

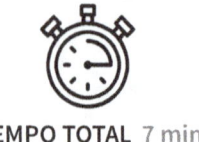

TIEMPO TOTAL 7 min

INGREDIENTES

1 plátano mediano, cortado en rodajas

¼ de taza de mango fresco o congelado

½ cucharadita de jengibre fresco, rallado

½ taza de leche de almendras u otra leche vegetal

PREPARACIÓN

1. Coloca el plátano, el mango, el jengibre y la leche de almendras en una batidora.

2. Bate a velocidad alta hasta que la mezcla quede completamente suave. Ajusta la consistencia añadiendo un poco más de leche de almendras si es necesario.

3. Vierte el batido en un vaso y sírvelo inmediatamente para disfrutar de su sabor más fresco.

POR RACIÓN (aproximadamente 1 taza) Calorías: 158; Grasa total: 1g; Proteínas: 2g; Carbohidratos: 33g; Fibra: 4g

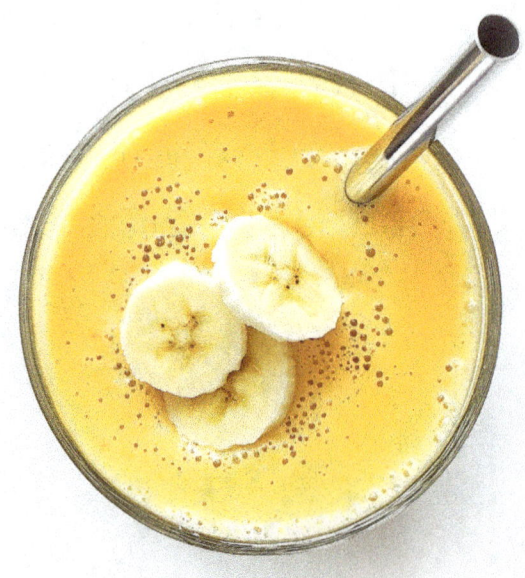

BATIDO DE FRESAS Y REMOLACHA

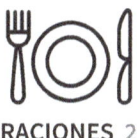 RACIONES 2

 PREPARACIÓN 5 min

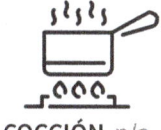 COCCIÓN n/a

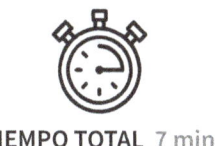 TIEMPO TOTAL 7 min

INGREDIENTES

1 taza de remolacha cocida y troceada

1 taza de leche de almendras sin azúcar

½ taza de fresas congeladas

1 cucharada de sirope de arce o miel

PREPARACIÓN

1. Coloca la remolacha cocida, la leche de almendras, las fresas congeladas y el sirope de arce (o miel) en una batidora.

2. Bate hasta conseguir una textura suave y cremosa.

3. Vierte el batido en vasos y sírvelo inmediatamente.

NOTA

- Es recomendable cocer las remolachas antes de utilizarlas, ya que las verduras crudas pueden causar problemas estomacales durante la fase de recuperación.

POR RACIÓN (aproximadamente 1 ¼ tazas) Calorías: 89; Grasa total: 1g; Proteínas: 2g; Carbohidratos: 17g; Fibra: 2,6g

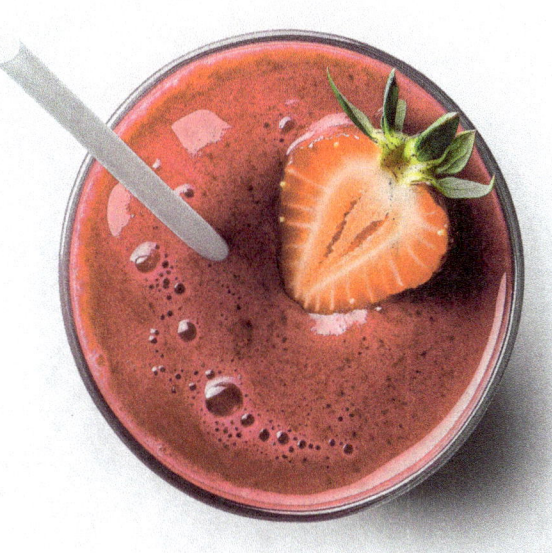

ZUMO DE SANDÍA Y PEPINO

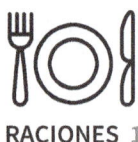 **RACIONES** 1   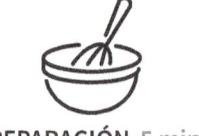 **PREPARACIÓN** 5 min    **COCCIÓN** n/a    **TIEMPO TOTAL** 5 min

INGREDIENTES

1 ½ tazas de sandía sin semillas, cortada en cubos

½ taza de pepino inglés, en rodajas

1 cucharadita de semillas de chía (omitir para la fase de curación)

½ cucharadita de ralladura de limón (opcional)

PREPARACIÓN

1. Añade la sandía en cubos, el pepino en rodajas y la ralladura de limón (si la uses) a una batidora. Bate hasta que quede suave.

2. Cuela el zumo a través de un colador fino o una gasa para eliminar cualquier pulpa y conseguir una consistencia más suave.

3. Remueve las semillas de chía en el zumo colado.

4. Refrigera el zumo durante al menos 20 minutos para permitir que las semillas de chía se hinchen y espesen ligeramente el zumo.

5. Sirve frío para obtener una bebida refrescante.

POR RACIÓN (aproximadamente 2 tazas) Calorías: 66; Grasa total: 1g; Proteínas: 1g; Hidratos de carbono: 11g; Fibra: 2g

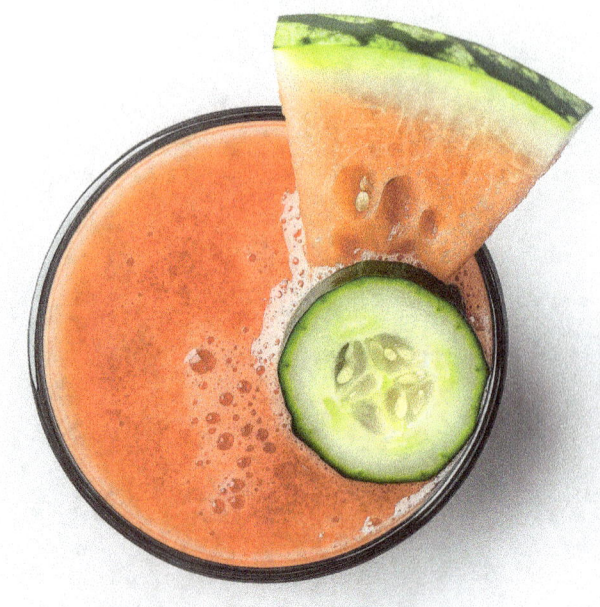

BATIDO DE MELÓN

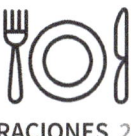
RACIONES 2

PREPARACIÓN 5 min

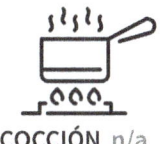
COCCIÓN n/a

TIEMPO TOTAL 5 min

INGREDIENTES

- 1 ½ tazas de melón cantalupo, troceado (se pueden usar otros tipos de melón)
- 1 ½ tazas de leche de almendras u otra leche vegetal
- ½ taza de yogur vegetal natural (opcional, para fase de mantenimiento)
- 1-2 cucharadas de sirope de arce o miel

PREPARACIÓN

1. Coloca el melón troceado, la leche de almendras, el yogur vegetal (si lo usas) y el sirope de arce en una batidora.
2. Bate todos los ingredientes hasta conseguir una mezcla homogénea.
3. Vierte el batido en vasos y sírvelo inmediatamente para disfrutar de una bebida refrescante.

POR RACIÓN (aproximadamente 1 ½ tazas) Calorías: 93; Grasa total: 2g; Proteínas: 2g; Carbohidratos: 15g; Fibra: 1g

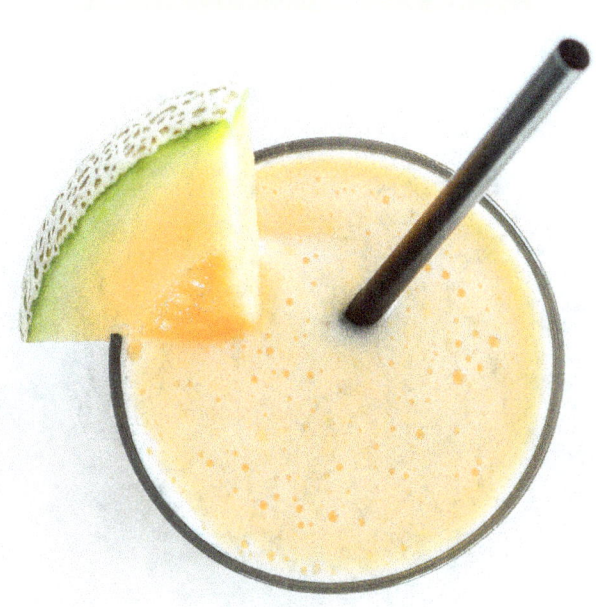

BATIDO DE ALGARROBA Y PLÁTANO

 **RACIONES** 1

 **PREPARACIÓN** 5 min

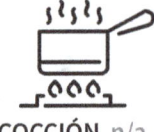 **COCCIÓN** n/a

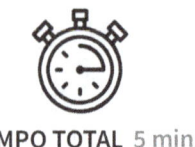 **TIEMPO TOTAL** 5 min

INGREDIENTES

1 plátano congelado

½ taza de leche de almendras u otra leche vegetal

1 cucharada de algarroba en polvo

1 cucharada de crema de almendras

1 cucharada de sirope de arce o miel (opcional)

PREPARACIÓN

1. Combina el plátano congelado, la leche de almendras, la algarroba en polvo, la crema de almendras y el sirope de arce (si lo usas) en una batidora.

2. Bate hasta conseguir una textura homogénea. Para un batido más líquido, añade más leche hasta lograr la consistencia deseada.

3. Vierte el batido en un vaso y sírvelo inmediatamente para disfrutar de un delicioso y energizante tentempié.

POR RACIÓN (aproximadamente 1 taza) Calorías: 233; Grasa total: 10g; Proteínas: 5g; Carbohidratos: 28g; Fibra: 7g

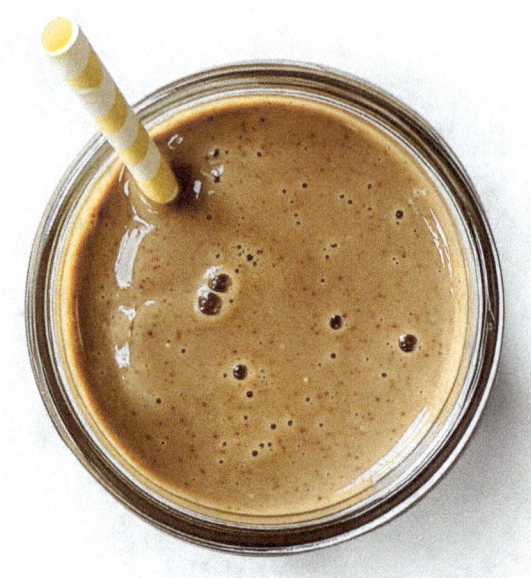

LATTE DE MANZANILLA

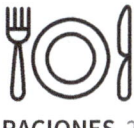 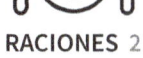
RACIONES 2

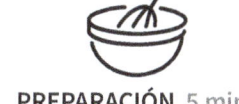
PREPARACIÓN 5 min

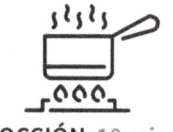
COCCIÓN 10 min

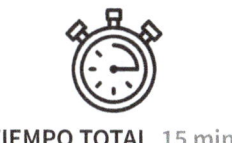
TIEMPO TOTAL 15 min

INGREDIENTES

1 ½ tazas de agua

1 ½ tazas de leche de almendras u otra leche vegetal

2 bolsitas de té de manzanilla (o 2 cucharaditas de té a granel)

2-4 clavos, machacados

1 rama de canela

1 cucharada de sirope de arce o miel

PREPARACIÓN

1. En un cazo pequeño, lleva el agua a ebullición. Añade el té de manzanilla, la rama de canela y los clavos. Retira del fuego, tapa y deja infusionar durante 10 minutos.

2. Mientras el té se infusiona, calienta la leche de almendras en otro cazo a fuego medio. Bate constantemente hasta que la leche esté caliente y espumosa, aproximadamente 5 minutos.

3. Retira las bolsitas de té, la rama de canela y los clavos del té. Puedes colar la mezcla para asegurarte de que no queden restos.

4. Incorpora el sirope de arce o la miel a la mezcla de té y remueve.

5. Vierte la leche caliente y espumosa en el té y remueve suavemente para combinar.

6. Sirve el latte inmediatamente, disfrutando de los sabores reconfortantes de la manzanilla realzados con especias.

POR RACIÓN (aproximadamente 1 taza) Calorías: 52; Grasa total: 2g; Proteínas: 0g; Carbohidratos: 7g; Fibra: 0g

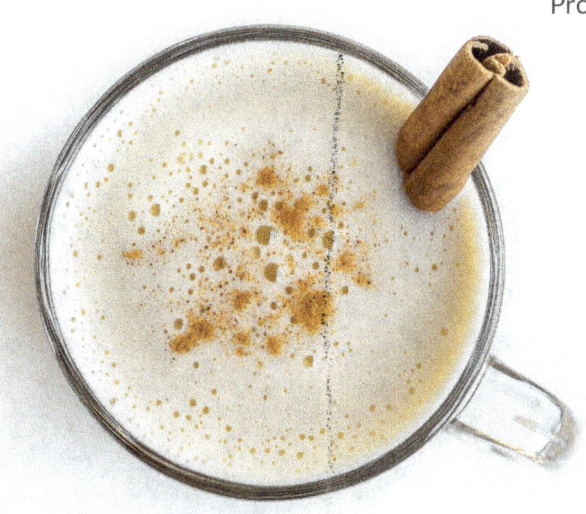

ZUMO DE MANZANA, ZANAHORIA Y REMOLACHA

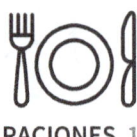

RACIONES 1

PREPARACIÓN 10 min

COCCIÓN n/a

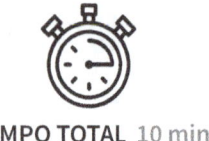

TIEMPO TOTAL 10 min

INGREDIENTES

1 manzana Red Delicious, pelada, sin corazón y cortada en cuartos

1 remolacha pequeña, cortada en trozos

1-2 zanahorias medianas, peladas y con los extremos recortados

½ cucharadita de jengibre fresco, pelado

½ taza de agua

PREPARACIÓN

1. Coloca la manzana, la remolacha, las zanahorias, el jengibre y el agua en una batidora. Bate a alta velocidad hasta que todo esté completamente triturado, aproximadamente 1-2 minutos. Utiliza un empujador si es necesario para asegurar una mezcla uniforme.

2. Coloca un colador fino sobre un recipiente grande y vierte la mezcla batida a través de él. Utiliza una cuchara o espátula para presionar la pulpa y extraer la mayor cantidad de zumo posible.

3. Desecha la pulpa. Vierte el zumo colado en un vaso para servir. Puedes disfrutarlo inmediatamente o refrigerarlo para que se enfríe antes de beberlo.

POR RACIÓN (aproximadamente 1 taza) Calorías: 185; Grasa total: 0g; Proteínas: 2g; Carbohidratos: 34g; Fibra: 9g

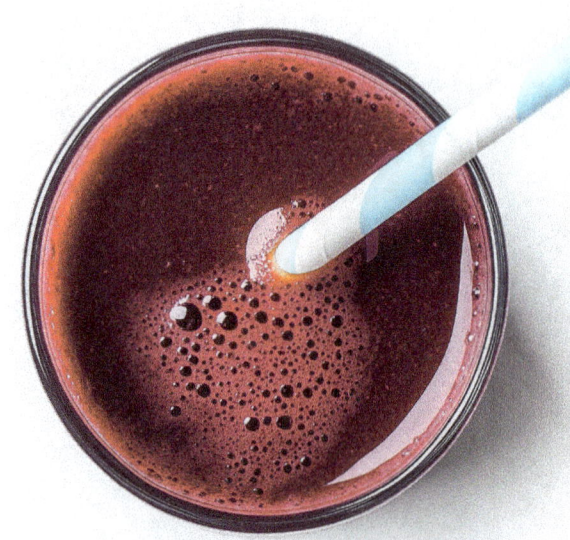

BATIDO DE PERA Y JENGIBRE

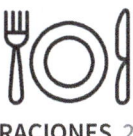
RACIONES 2

PREPARACIÓN 5 min

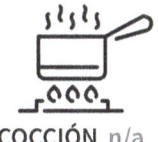
COCCIÓN n/a

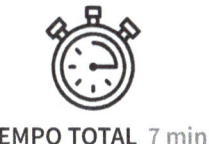
TIEMPO TOTAL 7 min

INGREDIENTES

2 peras Bosc maduras, peladas y troceadas

1 taza de leche de almendras u otra leche vegetal

½ taza de yogur vegetal natural (opcional, para fase de mantenimiento; véase nota)

½ cucharadita de jengibre fresco rallado

PREPARACIÓN

1. Añade las peras, la leche de almendras, el yogur vegetal (si lo usas) y el jengibre rallado a una batidora.

2. Bate hasta conseguir una textura homogénea.

3. ¡Sirve inmediatamente y disfruta de su sabor refrescante!

NOTA

• Si no utilizas yogur vegetal, puedes añadir un plátano a la mezcla para conseguir una textura cremosa.

POR RACIÓN (aproximadamente 1 taza) Calorías: 190; Grasa total: 2g; Proteínas: 2g; Carbohidratos: 35g; Fibra: 7g

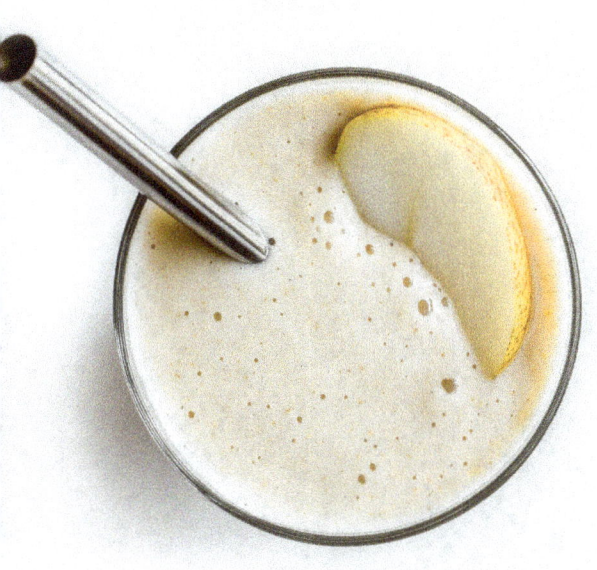

LATTE DE ACHICORIA

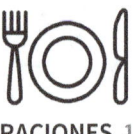 **RACIONES** 1　　 **PREPARACIÓN** 10 min　　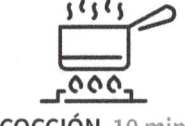 **COCCIÓN** 10 min　　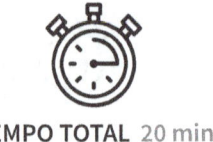 **TIEMPO TOTAL** 20 min

INGREDIENTES

1 cucharadita de raíz de achicoria en polvo

1 taza de agua

¼ taza de leche de coco u otra leche vegetal

1 cucharadita de aceite de coco

1 cucharadita de gelatina sin sabor

1 cucharadita de sirope de arce o miel

½ cucharadita de polvo de algarroba (opcional)

PREPARACIÓN

1. Comienza preparando la achicoria. Si utilizas una cafetera, simplemente vierte el agua a través de la máquina con el polvo de raíz de achicoria. Como alternativa, hierve el agua en una olla pequeña, añade el polvo de raíz de achicoria y déjalo reposar durante 7-10 minutos antes de colar.

2. Transfiere la achicoria preparada a una batidora. Añade la leche de coco, el aceite de coco, el sirope de arce o la miel, la gelatina y el polvo de algarroba, si lo usas.

3. Bate a alta velocidad durante aproximadamente un minuto o hasta que la mezcla quede espumosa.

4. ¡Sirve el latte y disfrútalo!

POR RACIÓN (aproximadamente 1 taza)
Calorías: 87; Grasa total: 5g; Proteínas: 3g; Carbohidratos: 5g; Fibra: 0g

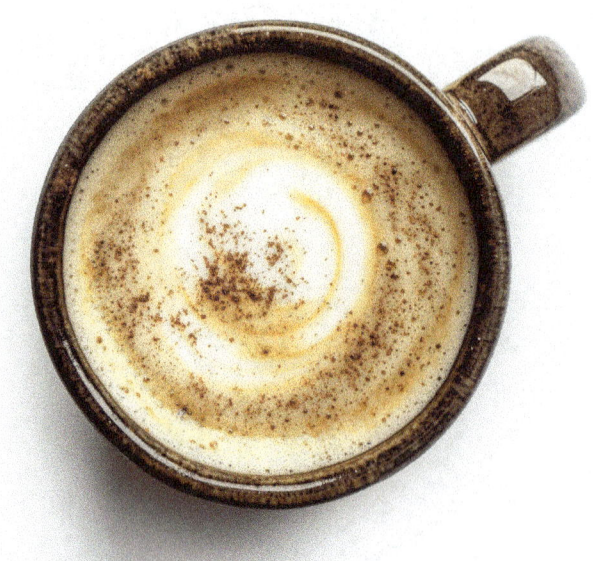

CHAI DE CARDAMOMO

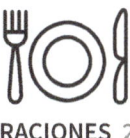 **RACIONES** 2

 **PREPARACIÓN** 5 min

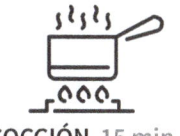 **COCCIÓN** 15 min

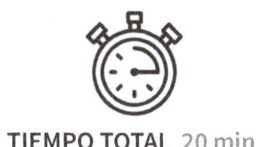 **TIEMPO TOTAL** 20 min

INGREDIENTES

1 taza de leche de almendras u otra leche vegetal

2 tazas de agua

Un trozo de jengibre fresco de 3,8 cm, pelado y cortado en rodajas finas

2 anises estrellados

⅛ de cucharadita de cardamomo molido

¼ de cucharadita de canela en polvo

¼ de cucharadita de nuez moscada molida

4 bolsitas de té de diente de león

1-2 cucharadas de sirope de arce o miel (ajustar el dulzor al gusto)

PREPARACIÓN

1. En una cazuela mediana, mezcla el agua y la leche de almendras. Lleva a ebullición suave a fuego medio.

2. Añade el jengibre en rodajas, los anises estrellados, el cardamomo, la canela y la nuez moscada al líquido hirviendo. Tapa la cazuela, reduce el fuego a bajo y deja cocer a fuego lento durante 5-10 minutos para permitir que las especias infusionen sus sabores.

3. Retira del fuego. Añade las bolsitas de té de diente de león, tapa y deja reposar durante 5 minutos más.

4. Retira las bolsitas de té y cuela el chai a través de un colador fino para eliminar todos los sólidos y especias.

5. Añade el sirope de arce o la miel para endulzar el chai a tu gusto.

6. Sirve el chai y disfruta de la mezcla aromática de especias y las propiedades reconfortantes del té de diente de león.

POR RACIÓN (aproximadamente 1 ½ tazas) Calorías: 44; Grasa total: 1g; Proteínas: 0g; Carbohidratos: 7g; Fibra: 0g

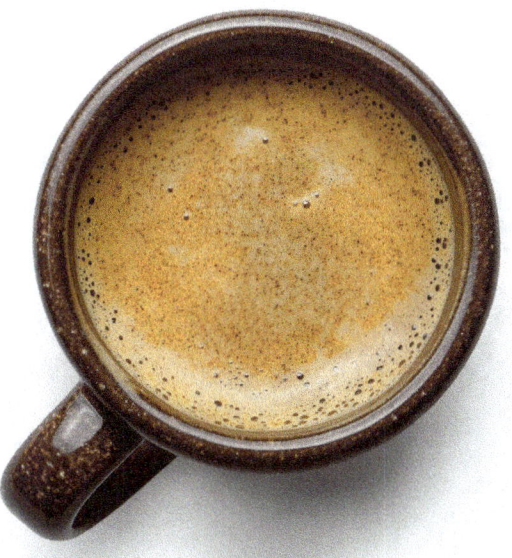

BATIDO DE PAPAYA Y ALOE VERA

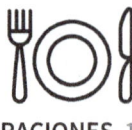
RACIONES 1

PREPARACIÓN 5 min

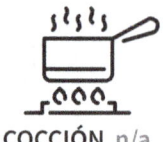
COCCIÓN n/a

TIEMPO TOTAL 5 min

INGREDIENTES

1 taza de papaya congelada en cubos

1 taza de leche de almendras sin azúcar

2-4 onzas de gel de aloe vera

1 cucharada de sirope de arce o miel (ajustar la dulzura al gusto)

PREPARACIÓN

1. En una batidora, combina la papaya congelada, la leche de almendras, el gel de aloe vera y el sirope de arce o la miel.

2. Bate a velocidad alta hasta que la mezcla quede suave y cremosa.

3. Vierte el batido en un vaso grande y disfrútalo inmediatamente para obtener el mejor sabor y retención de nutrientes.

POR RACIÓN (aproximadamente 2 tazas) Calorías: 150; Grasa total: 3g; Proteínas: 2g; Carbohidratos: 27g; Fibra: 2g

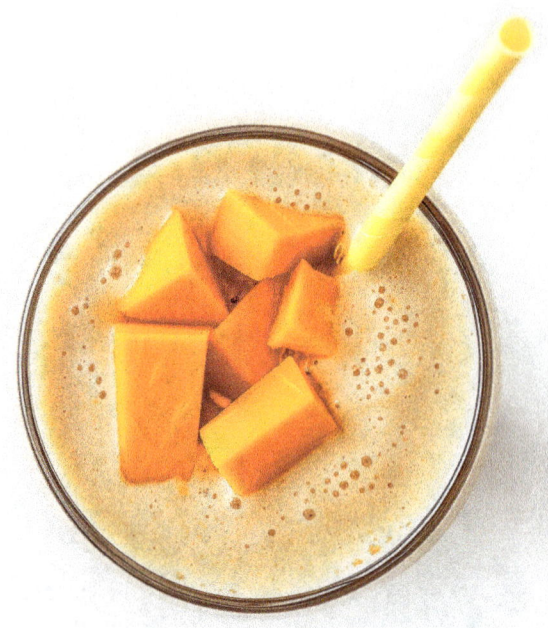

TÉ CON LECHE AL JAZMÍN

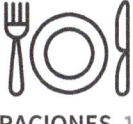 **RACIONES** 1

 **PREPARACIÓN** 10 min

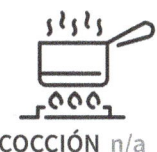 **COCCIÓN** n/a

 **TIEMPO TOTAL** 10 min

INGREDIENTES

2 cucharaditas de té de jazmín a granel (o 2 bolsitas de té de jazmín; ver nota)

¾ taza de agua caliente

½ taza de leche de almendras sin azúcar (u otra leche vegetal de tu elección)

½ taza de perlas de tapioca (boba), hervidas según las instrucciones del envase

1 cucharada de sirope de arce o miel

PREPARACIÓN

1. Vierte el agua caliente sobre las bolsitas o las hojas de té de jazmín y deja infusionar de 3 a 7 minutos, dependiendo de la intensidad que te guste. Si usas hojas a granel, cuela las flores de jazmín después.

2. Retira las bolsitas de té o cuela las hojas y añade el sirope de arce o la miel, removiendo hasta que se disuelva completamente.

3. Mezcla la leche de almendras con el té endulzado, combinando bien.

4. Mientras el té se infusiona, prepara las perlas de tapioca según las instrucciones del envase.

5. Coloca las perlas boba cocinadas en el fondo de un vaso transparente. Vierte la mezcla de té con leche de jazmín sobre las perlas.

6. Puedes disfrutar el té tibio o frío. Si lo sirves frío, añade hielo picado y bébelo con una pajita ancha para boba.

NOTA

- Si utilizas bolsitas de té de jazmín que contienen té verde, asegúrate de que sean descafeinadas.

POR RACIÓN (aproximadamente 1 ½ tazas) Calorías: 342; Grasa total: 1g; Proteínas: 1g; Carbohidratos: 80g; Fibra: 1g

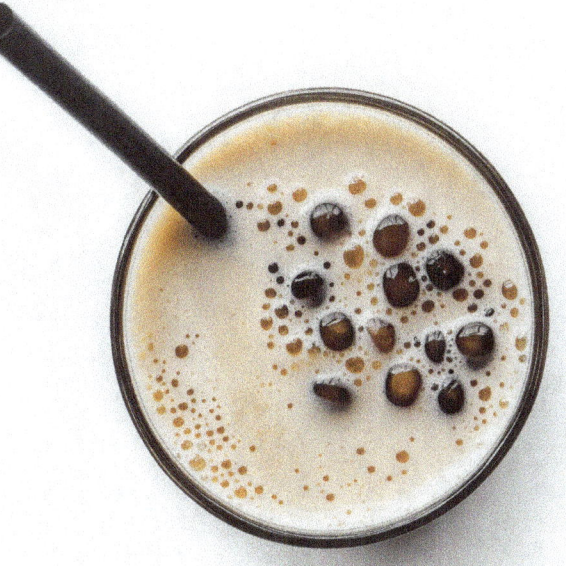

ALGARROBA CALIENTE

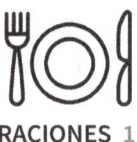 RACIONES 1

 PREPARACIÓN 5 min

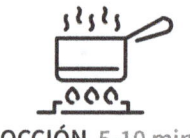 COCCIÓN 5-10 min

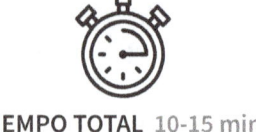 TIEMPO TOTAL 10-15 min

INGREDIENTES

1 taza de leche de almendras sin azúcar, y más si es necesario

1 cucharada de polvo de algarroba

1 cucharada de sirope de arce o miel

1 cucharada de harina de arrurruz (opcional, para espesar)

½ cucharadita de extracto de vainilla

Una pizca de sal

Una pizca de canela en polvo (opcional, omitir durante la fase de curación)

PREPARACIÓN

1. En una cazuela, combina la leche de almendras, el polvo de algarroba, la miel o el sirope de arce y la sal. Calienta la mezcla a fuego medio hasta que empiece a desprender vapor.

2. Si utilizas harina de arrurruz para espesar, mézclala con una cucharada de leche de almendras en un cuenco pequeño hasta conseguir una textura homogénea para crear una papilla.

3. Incorpora gradualmente la papilla de arrurruz a la mezcla de algarroba caliente, removiendo constantemente. Continúa removiendo hasta que la mezcla espese.

4. Una vez espesada, retira la cazuela del fuego. Incorpora el extracto de vainilla y una pizca de canela si la usas.

5. Sirve la bebida de algarroba y disfrútala inmediatamente.

POR RACIÓN (aproximadamente 1 taza) Calorías: 130; Grasa total: 3g; Proteínas: 1g; Carbohidratos: 24g; Fibra: 2g

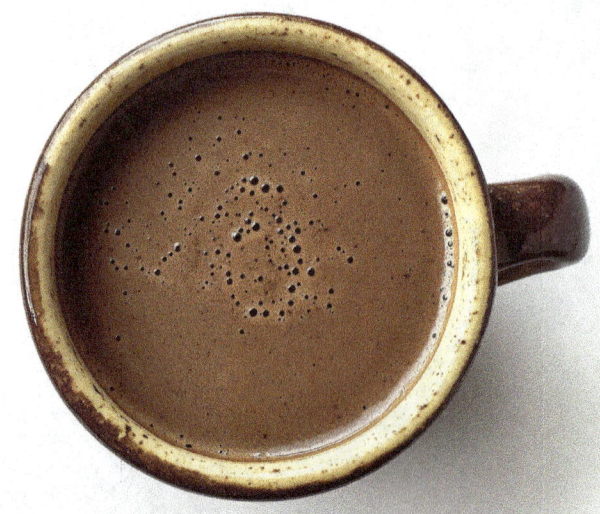

BATIDO DE CALABAZA

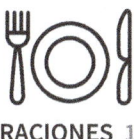
RACIONES 1

PREPARACIÓN 5 min

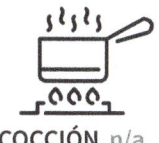
COCCIÓN n/a

TIEMPO TOTAL 5 min

INGREDIENTES

½ taza de puré de calabaza (asegúrate de que no sea relleno de tarta de calabaza)

4 dátiles Medjool, sin hueso

1 taza de leche de almendras sin azúcar (más cantidad si es necesario para ajustar la consistencia)

¼ de cucharadita de canela en polvo (opcional, para la fase de mantenimiento)

PREPARACIÓN

1. Si los dátiles no están blandos, puedes ponerlos en remojo en agua tibia durante unos 10 minutos para ablandarlos antes de batirlos, lo que garantiza una consistencia más suave.

2. Coloca el puré de calabaza, los dátiles Medjool ablandados, la leche de almendras y la canela (si la usas) en una batidora.

3. Bate a alta velocidad hasta que todos los ingredientes estén bien combinados y la mezcla quede suave. Si el batido te resulta demasiado espeso, añade gradualmente más leche de almendras hasta conseguir la consistencia deseada.

4. Vierte el batido en vasos y sírvelo inmediatamente.

POR RACIÓN (aproximadamente 1 ½ tazas) Calorías: 347; Grasa total: 3g; Proteínas: 4g; Carbohidratos: 73g; Fibra: 9g

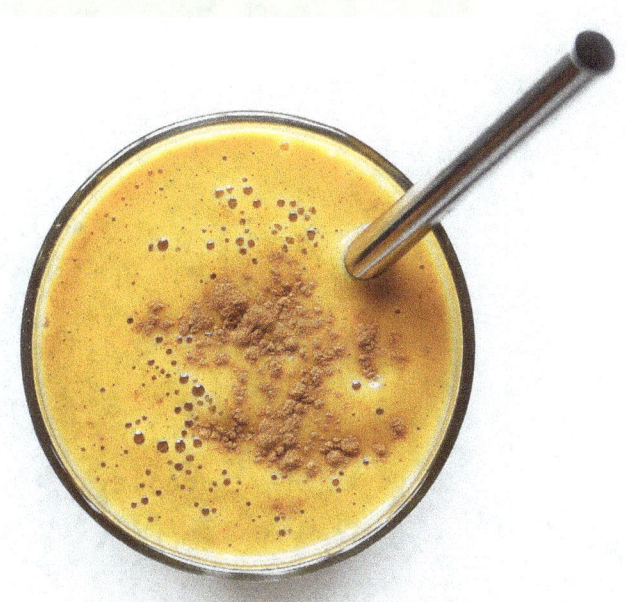

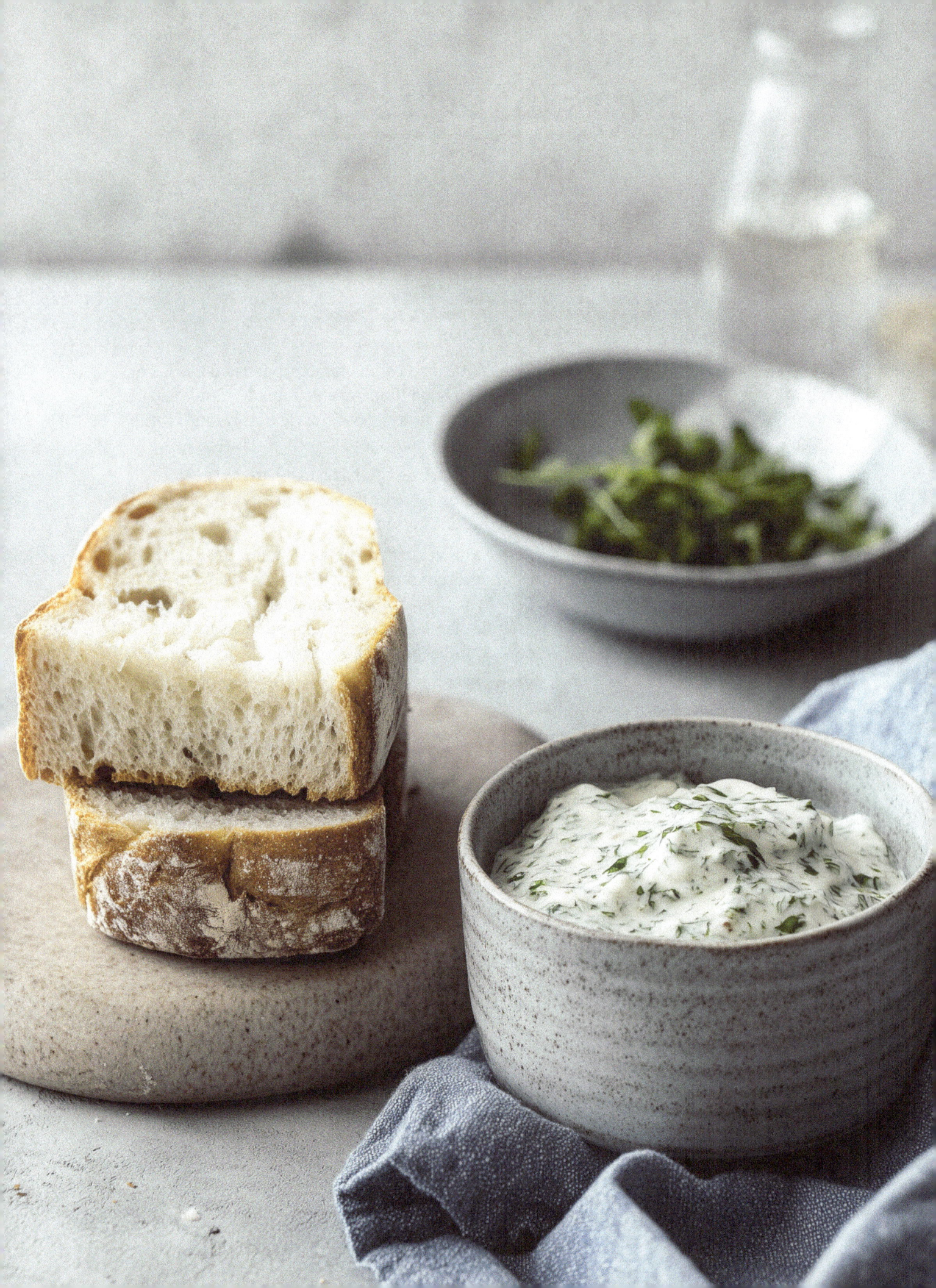

ALIMENTOS BÁSICOS, ALIÑOS Y SALSAS

PAN SIN GLUTEN

RACIONES 12 rebanadas

PREPARACIÓN 15 min

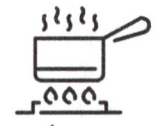

COCCIÓN 50 min

TIEMPO TOTAL 1 h 15 min

INGREDIENTES

2 ½ tazas de harina multiusos sin gluten

2 cucharaditas de goma xantana (omitir si tu mezcla de harina ya la incluye)

1 cucharadita de polvo de hornear

1 sobre de levadura instantánea (aproximadamente 2 ¼ cucharaditas)

3 cucharadas de aceite de oliva o aceite de aguacate

¼ de taza de sirope de arce o miel

1 ½ tazas de agua tibia (38-43°C)

3 claras de huevo

1 cucharadita de sal

PREPARACIÓN

1. Engrasa un molde de pan de 23 x 13 cm o un molde Pullman de 23 x 10 cm. Precalienta el horno a 180°C, colocando la rejilla en el centro.

2. En un bol grande, mezcla la harina sin gluten, la goma xantana (si es necesaria), el polvo de hornear y la levadura instantánea.

3. A la mezcla seca, añade el aceite de oliva, el sirope de arce y el agua tibia. Mezcla con una pala a velocidad baja durante 1 minuto.

4. Añade las claras de huevo y la sal, mezclando a velocidad media durante otro minuto hasta que la masa tenga la consistencia de una masa de bizcocho espesa.

5. Vierte la masa en el molde preparado. Cubre con film transparente engrasado y un paño de cocina. Deja que suba en un lugar cálido durante 30 minutos.

6. Hornea durante 50 minutos o hasta que esté dorado y la temperatura interna alcance los 96-99°C.

7. Deja enfriar en el molde durante 10 minutos, luego transfiere a una rejilla para que se enfríe completamente y evitar que quede empapado.

POR RACIÓN (1 rebanada) Calorías: 143; Grasa total: 4g; Proteínas: 2g; Carbohidratos: 24g; Fibra: 1g

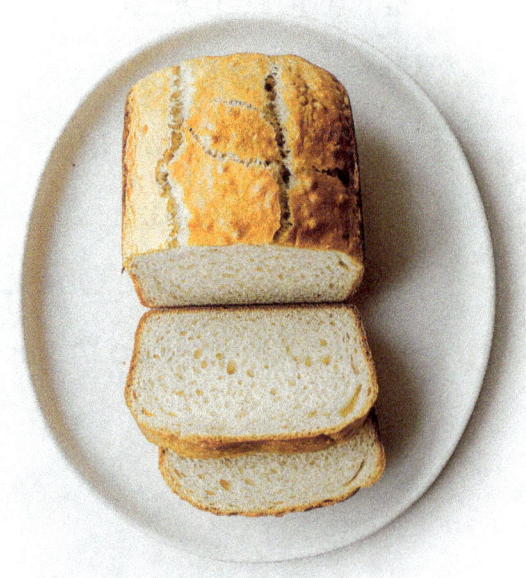

MEZCLA DE HARINA SIN GLUTEN

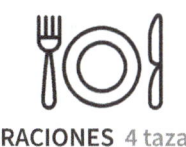

RACIONES 4 tazas

PREPARACIÓN 5 min

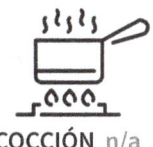

COCCIÓN n/a

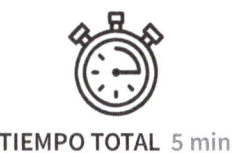

TIEMPO TOTAL 5 min

INGREDIENTES

2 tazas de harina de arroz blanco

1 taza de harina de tapioca

1 taza de fécula de patata

2 cucharaditas de goma xantana (opcional, si se desea para dar elasticidad en la repostería)

PREPARACIÓN

1. En un bol grande, mezcla con unas varillas la harina de arroz blanco, la harina de tapioca, la fécula de patata y la goma xantana opcional hasta que estén bien combinadas. Asegúrate de que todos los ingredientes estén distribuidos uniformemente para crear una mezcla homogénea.

2. Transfiere la mezcla de harina a un recipiente hermético. Cierra el recipiente bien para evitar que la humedad afecte a la harina.

3. Antes de cada uso, agita bien el recipiente para redistribuir las harinas, ya que pueden asentarse durante el almacenamiento.

4. Guarda la mezcla de harina sin gluten en un lugar fresco y seco, alejado de la luz solar directa. Almacenada correctamente, la mezcla debería mantenerse fresca durante varios meses.

NOTA

• Esta mezcla puede utilizarse como sustituto en proporción uno a uno en recetas que requieran harina sin gluten para todo uso, lo que la convierte en una opción versátil para tus necesidades de repostería sin gluten.

POR RACIÓN (aproximadamente 1 taza) Calorías: 575; Grasa total: 1g; Proteínas: 4g; Carbohidratos: 129g; Fibra: 5g

WRAPS DE ESPINACAS

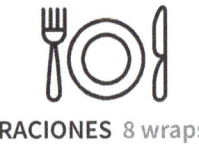 **RACIONES** 8 wraps

 **PREPARACIÓN** 20 min

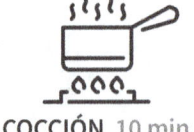 **COCCIÓN** 10 min

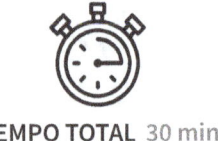 **TIEMPO TOTAL** 30 min

INGREDIENTES

2 tazas de hojas de espinacas

2 tazas de avena (o harina de avena)

3 tazas de agua

1 cucharadita de sal

PREPARACIÓN

1. Hierve el agua en un cazo, añade las espinacas y cocina hasta que se marchiten. Tritura hasta obtener un caldo homogéneo, cuela y reserva 2 tazas.

2. En un bol, mezcla la harina de avena y la sal. Añade gradualmente el caldo caliente de espinacas hasta que esté bien integrado. Deja enfriar.

3. Divide la masa en 8 porciones, forma bolas y presiona cada una entre papel de horno para formar discos de 20-25 cm.

4. Calienta una sartén antiadherente a fuego medio-alto. Cocina las tortillas durante 30 segundos por cada lado hasta que se inflen y estén doradas.

5. Mantén los wraps calientes bajo un paño hasta el momento de servir.

POR RACIÓN (1 wrap) Calorías: 78; Grasa total: 1g; Proteínas: 3g; Hidratos de carbono: 11g; Fibra: 2g

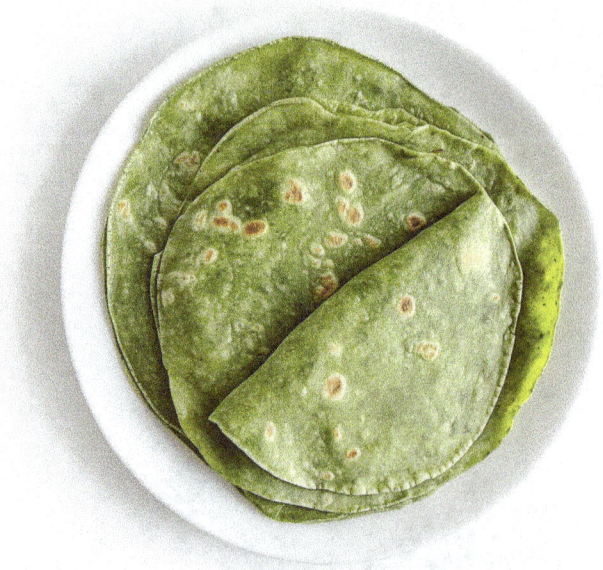

TORTILLAS DE YUCA

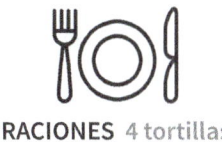

RACIONES 4 tortillas

PREPARACIÓN 15 min

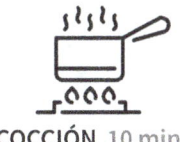

COCCIÓN 10 min

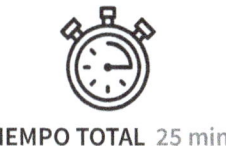

TIEMPO TOTAL 25 min

INGREDIENTES

1 taza de harina de yuca

2 cucharadas de aceite de oliva

1 taza de agua tibia

½ cucharadita de sal

PREPARACIÓN

1. En un bol para mezclar, combina la harina de yuca con la sal. Añade el aceite de oliva y el agua tibia. Mezcla con las manos hasta formar una masa suave.

2. Transfiere la masa a una superficie lisa y amásala ligeramente hasta que quede compacta y ya no se desmorone.

3. Divide la masa en 4 porciones iguales y forma una bola con cada una.

4. Precalienta una plancha a fuego medio-alto.

5. Prepara una prensa para tortillas con dos trozos de papel de horno. Coloca una bola de masa entre las capas de papel y presiona para formar una tortilla.

6. Despega con cuidado el papel superior, voltea la tortilla en tu mano y retira suavemente el segundo trozo de papel.

7. Inmediatamente, cocina la tortilla en la plancha precalentada. Déjala cocer hasta que se formen burbujas, luego gírala y cocina hasta que se dore por el otro lado. Evita voltear la tortilla antes de que se formen burbujas para evitar que se rompa.

8. Repite el proceso con las bolas de masa restantes.

9. Sirve las tortillas inmediatamente o mantenlas cubiertas con un paño. Si es necesario, recaliéntalas en el microondas.

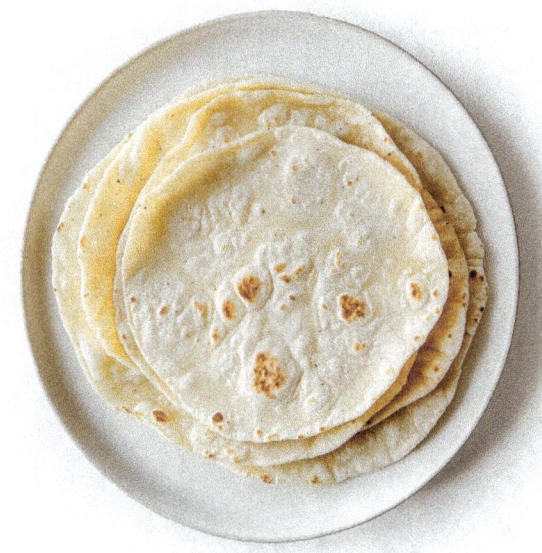

POR RACIÓN (1 tortilla) Calorías: 164; Grasa total: 6g; Proteínas: 2g; Hidratos de carbono: 24g; Fibra: 2g

CALDO DE POLLO

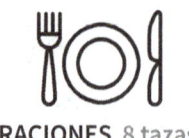 **RACIONES** 8 tazas

 **PREPARACIÓN** 10 min

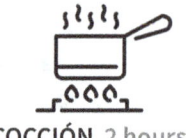 **COCCIÓN** 2 hours

 **TIEMPO TOTAL** 2 h 10 min

INGREDIENTES

De 500 g a 1 kg de huesos o partes de pollo (las alas y los cuellos son ideales)

2 zanahorias medianas, cortadas en trozos grandes

2 tallos de apio, cortados en trozos grandes

1 hoja de laurel

2 ramitas de tomillo fresco (o ½ cucharadita de tomillo seco)

4 tallos de perejil fresco

8 tazas de agua

¼ de cucharadita de asafétida (opcional)

½ cucharadita de sal (opcional)

PREPARACIÓN

1. En una olla grande para sopa, combina los huesos o partes de pollo, las zanahorias, el apio, la hoja de laurel, los tallos de perejil y el tomillo.

2. Cubre con agua y lleva a ebullición a fuego medio-alto.

3. Reduce el fuego a medio-bajo y deja cocer a fuego lento, sin tapar, durante 2 horas para permitir que se extraigan los sabores y nutrientes.

4. Método opcional con olla de cocción lenta: Como alternativa, coloca todos los ingredientes en una olla de cocción lenta y programa a temperatura baja durante 24 horas.

5. Cuela el caldo a través de un colador fino para eliminar los sólidos.

6. Refrigera durante la noche y retira la grasa que se forme en la superficie.

7. Guarda el caldo en recipientes herméticos en la nevera hasta 5 días o congélalo hasta 6 meses.

NOTA

• Para una versión de marisco, sustituye los huesos de pollo por espinas de pescado para hacer un fumet ligero, ideal para realzar platos de marisco.

POR RACIÓN (aproximadamente 1 taza)
Calorías: 12; Grasa total: 0 g; Proteínas: 0 g; Carbohidratos: 3 g; Fibra: 0 g

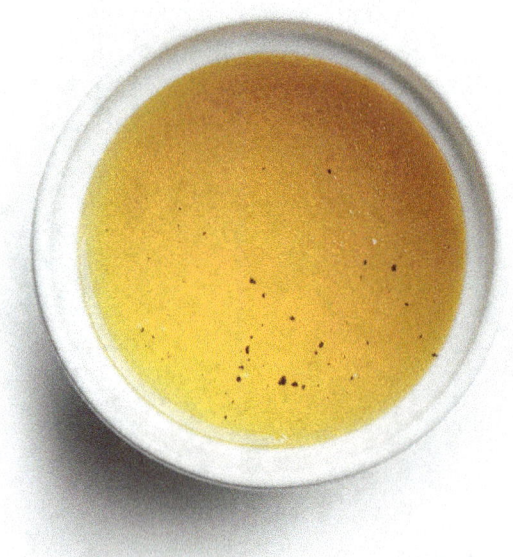

CALDO DE VERDURAS

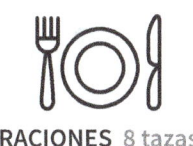 **RACIONES** 8 tazas

 **PREPARACIÓN** 10 min

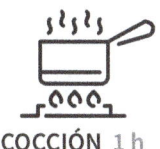 **COCCIÓN** 1 h

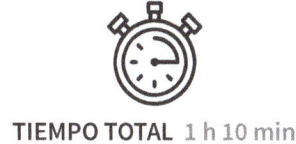 **TIEMPO TOTAL** 1 h 10 min

INGREDIENTES

2 zanahorias medianas, peladas y troceadas

2 tallos de apio, troceados

1 puerro (solo la parte blanca), lavado y troceado

1 bulbo de hinojo, troceado (opcional, ver notas)

2 hojas de laurel

3 ramitas de perejil fresco

3 ramitas de tomillo fresco o 1 cucharadita de tomillo seco

8 tazas de agua

½ cucharadita de sal (opcional)

PREPARACIÓN

1. En una olla grande, combina las zanahorias, el apio, el puerro, el hinojo opcional, las hojas de laurel, el perejil, el tomillo, el agua y la sal (si la usas).

2. Lleva a ebullición a fuego alto, luego reduce a fuego lento, tapa y cocina durante 1 hora para que los sabores se mezclen.

3. Retira del fuego y cuela el caldo con un colador de malla fina, desechando los sólidos.

4. Deja que el caldo se enfríe durante unos 30 minutos antes de transferirlo a recipientes de cristal para su almacenamiento.

5. Refrigera hasta una semana o congela para un almacenamiento prolongado.

NOTA

- Omitir el hinojo no comprometerá el sabor general. Puedes sustituirlo por una pizca de semillas de hinojo para conseguir un efecto similar si lo deseas.

POR RACIÓN (aproximadamente 1 taza) Calorías: 8; Grasa total: 0 g; Proteínas: 0 g; Carbohidratos: 2 g; Fibra: 0 g

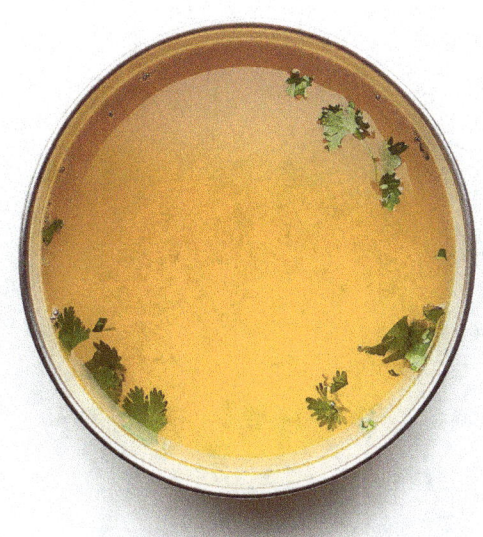

ALIÑO CREMOSO DE HIERBAS

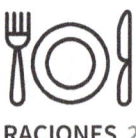

RACIONES 2

PREPARACIÓN 5 min

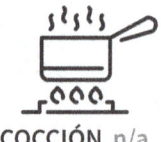

COCCIÓN n/a

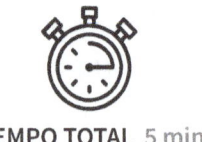

TIEMPO TOTAL 5 min

INGREDIENTES

½ taza de yogur vegetal natural (ver nota para un sustituto en la fase de curación)

1 cucharadita de ralladura de limón

1 cucharada de perejil fresco picado

1 cucharada de tomillo fresco picado

1 cucharadita de romero fresco picado

¼ de cucharadita de sal

PREPARACIÓN

1. En un bol pequeño, mezcla todos los ingredientes. Remueve bien hasta que todo esté completamente integrado.

NOTA

- Para una alternativa durante la fase de curación, sustituye el yogur vegetal por ½ taza de tofu sedoso y 2 cucharadas de leche vegetal. Bate estos ingredientes en un procesador de alimentos o batidora hasta conseguir una textura suave, luego añade las hierbas, la ralladura y la sal, batiendo de nuevo para mezclar. Ajusta la consistencia con más leche si es necesario.

POR RACIÓN (aproximadamente ¼ de taza) Calorías: 55; Grasa total: 1g; Proteínas: 1g; Carbohidratos: 10g; Fibra: 1g

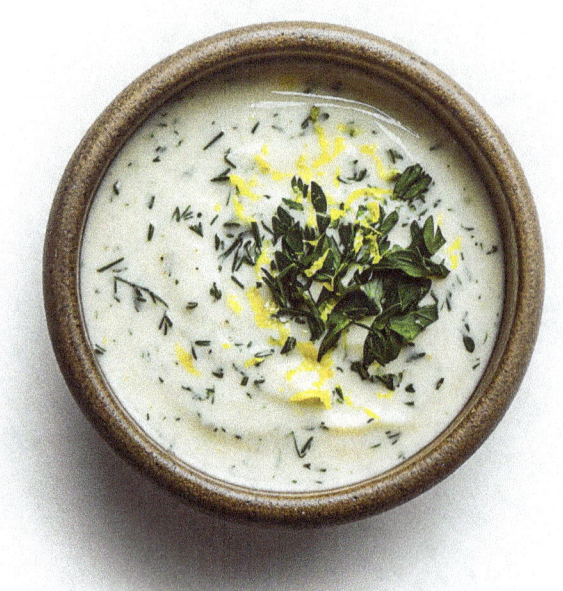

SALSA PARA PASTA SIN TOMATE

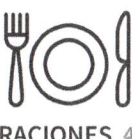 **RACIONES** 4

 **PREPARACIÓN** 15 min

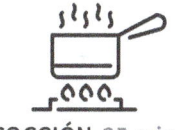 **COCCIÓN** 35 min

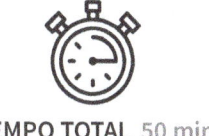 **TIEMPO TOTAL** 50 min

INGREDIENTES

- 1 taza de zanahorias cortadas en dados (aproximadamente 2 zanahorias medianas)
- 1 taza de calabaza butternut cortada en cubos
- 1 taza de apio cortado en dados
- 1 remolacha mediana, cortada finamente en cubos
- 2 tazas de agua
- 1 ½ cucharadas de aceite de oliva
- 1 cucharadita de cada una de las siguientes hierbas secas o frescas: tomillo, albahaca, orégano y romero (aumentar a 1 cucharada si son frescas)
- 1 cucharada de ralladura de limón
- 1 cucharadita de sirope de arce o miel
- ¼ de cucharadita de asafétida (opcional)
- 1 cucharadita de sal, más al gusto

PREPARACIÓN

1. Calienta el aceite de oliva en una olla grande a fuego medio. Añade las zanahorias, el apio y la calabaza. Saltea durante 4-5 minutos, removiendo con frecuencia. Añade un chorrito de agua si las verduras empiezan a pegarse.
2. Añade las remolachas, la sal y las hierbas secas (o frescas, si las utilizas). Continúa salteando durante 1-2 minutos más.
3. Vierte el agua, la ralladura de limón y el sirope de arce o la miel. Lleva la mezcla a ebullición suave, luego reduce el fuego y tapa.
4. Cuece a fuego lento durante unos 30 minutos, o hasta que las zanahorias, remolachas y calabaza estén tiernas.
5. Retira del fuego y deja enfriar ligeramente. Utilizando una batidora de inmersión, tritura los ingredientes directamente en la olla hasta conseguir una textura suave. Como alternativa, transfiere con cuidado la mezcla a una batidora y tritura.
6. Prueba y ajusta el punto de sal según sea necesario.

POR RACIÓN (aproximadamente ½ taza) Calorías: 106; Grasa total: 5g; Proteínas: 1g; Hidratos de carbono: 11g; Fibra: 3g

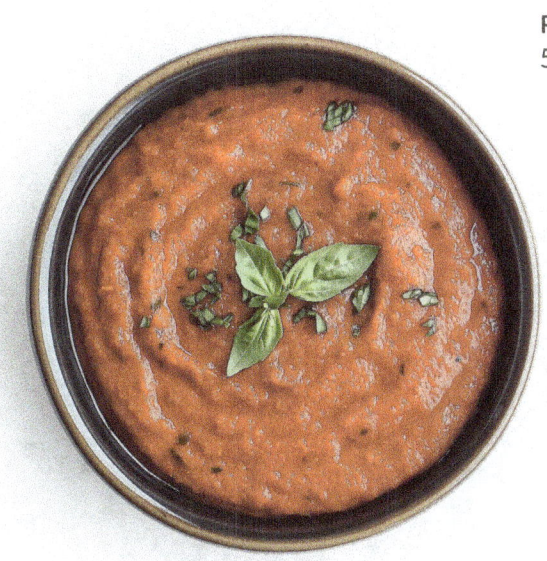

SALSA DE AGUACATE

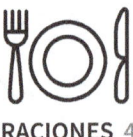
RACIONES 4

PREPARACIÓN 5 min

COCCIÓN n/a

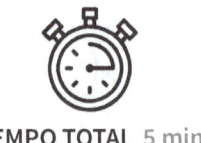
TIEMPO TOTAL 5 min

INGREDIENTES

1 aguacate maduro

¼ de taza de leche de almendras (o yogur sin lácteos para la fase de mantenimiento)

2 cucharadas de cilantro fresco, picado

Ralladura de 1 lima

¼ de cucharadita de sal (o al gusto)

PREPARACIÓN

1. Corta el aguacate por la mitad, quita el hueso y extrae la pulpa en un procesador de alimentos.

2. Añade la leche de almendras (o yogur sin lácteos), el cilantro, la ralladura de lima y la sal al procesador de alimentos. Tritura hasta obtener una textura suave y cremosa.

3. Prueba la salsa y ajusta el condimento si es necesario, añadiendo más sal o leche de almendras para conseguir la consistencia deseada.

4. Utiliza esta salsa como cobertura para tus tacos o como acompañamiento para otros platos.

NOTA

- Puedes ajustar el espesor añadiendo más leche de almendras para una salsa más líquida o menos para una consistencia más espesa.

POR RACIÓN (aproximadamente ¼ de taza) Calorías: 80; Grasa total: 7g; Proteínas: 1g; Carbohidratos: 4g; Fibra: 3g

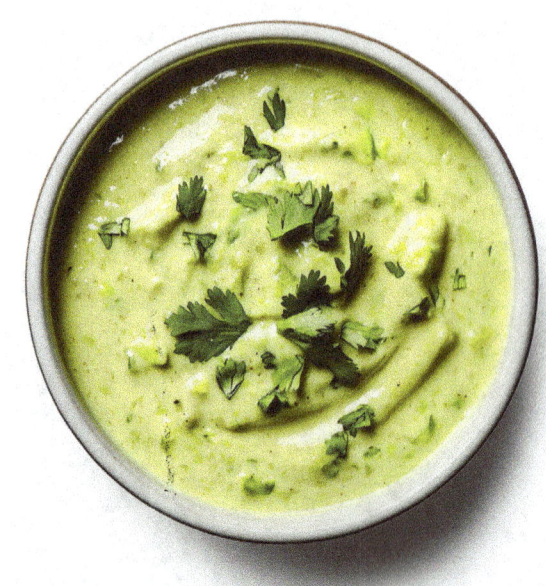

SALSA TZATZIKI

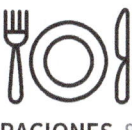 **RACIONES** 8

 **PREPARACIÓN** 10 min

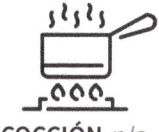 **COCCIÓN** n/a

 **TIEMPO TOTAL** 10 min

INGREDIENTES

½ taza de anacardos crudos sin sal, remojados durante la noche

½ taza de pepino inglés, rallado

⅓ taza de agua

1 cucharada de ralladura de limón

1 cucharada de eneldo fresco, picado

½ cucharadita de sal

PREPARACIÓN

1. Enjuaga y escurre los anacardos remojados.

2. En una batidora, combina los anacardos, el agua, la ralladura de limón y la sal. Mezcla a velocidad alta hasta que la mezcla quede completamente suave y cremosa, aproximadamente 1-2 minutos.

3. Añade el pepino rallado y el eneldo a la batidora. Pulsa brevemente, solo hasta que el pepino se haya mezclado pero conserve algo de textura y el eneldo esté distribuido uniformemente.

4. Transfiere la salsa a un recipiente hermético y refrigera. Es mejor consumirla el mismo día.

NOTA

- El tzatziki tradicional se elabora con yogur lácteo, que puede ser problemático para algunos estómagos. Para un sabor más ácido, sustituye los anacardos por ½ taza de yogur sin lácteos si lo prefieres.

POR RACIÓN (aproximadamente 2 cucharadas) Calorías: 45; Grasa total: 3g; Proteínas: 1g; Carbohidratos: 2g; Fibra: 0g

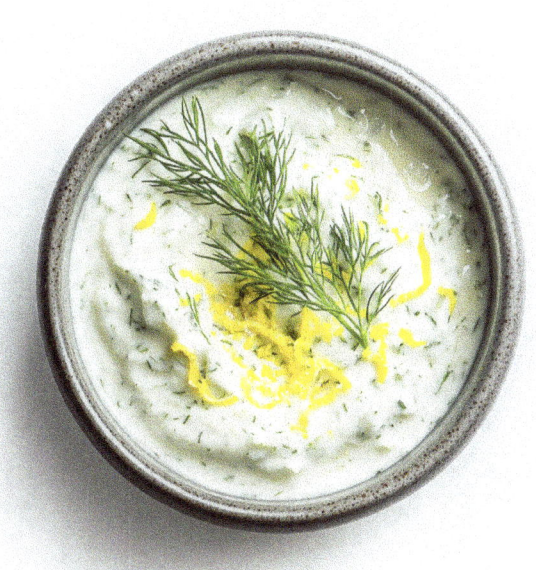

ALIÑO DE PAPAYA

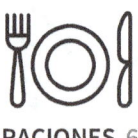 **RACIONES** 6

 **PREPARACIÓN** 5 min

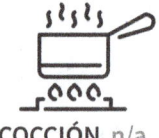 **COCCIÓN** n/a

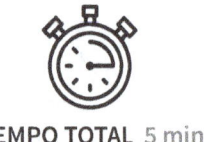 **TIEMPO TOTAL** 5 min

INGREDIENTES

½ papaya mediana, sin semillas, pelada y cortada en trozos

1½ cucharadas de aceite de oliva

1 cucharadita de ralladura de limón

1 cucharada de tomillo fresco, picado

1 cucharadita de sirope de arce o miel

¼ taza de agua

½ cucharadita de sal

PREPARACIÓN

1. En una batidora o procesador de alimentos, añade la papaya, el aceite de oliva, la ralladura de limón, el tomillo, el sirope de arce (o miel) y la sal.

2. Bate hasta que la mezcla quede completamente suave. Si la mezcla está demasiado espesa, añade agua gradualmente hasta conseguir la consistencia deseada.

3. Prueba y ajusta la sazón si es necesario.

POR RACIÓN (aproximadamente 2 cucharadas) Calorías: 44; Grasa total: 3g; Proteínas: 0g; Carbohidratos: 3g; Fibra: 0g

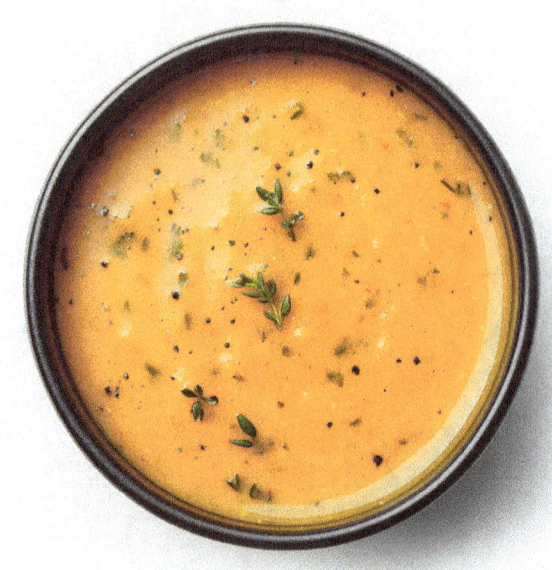

SALSA DE CALABAZA PARA PASTA

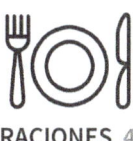 **RACIONES** 4

 **PREPARACIÓN** 5 min

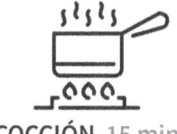 **COCCIÓN** 15 min

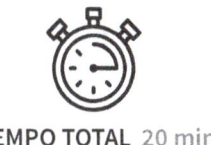 **TIEMPO TOTAL** 20 min

INGREDIENTES

½ taza de calabaza butternut, pelada y cortada en dados

1 zanahoria mediana, pelada y cortada

2 cucharadas de leche de coco enlatada

1 cucharada de levadura nutricional

½ cucharadita de eneldo seco o fresco

Una pizca de asafétida (opcional)

Un pequeño chorrito de aminoácidos líquidos o aminoácidos de coco (opcional, ajustar al gusto)

PREPARACIÓN

1. Pon a hervir una pequeña olla con agua. Añade la zanahoria y la calabaza butternut troceadas. Hierve hasta que estén blandas y tiernas, aproximadamente 10-12 minutos.

2. Escurre las verduras y transfiérelas a una batidora o procesador de alimentos. Añade la leche de coco, la levadura nutricional, el eneldo, la asafétida y un chorrito de aminoácidos líquidos.

3. Bate hasta que la mezcla quede suave y cremosa. Añade agua para ajustar la consistencia si es necesario.

4. Transfiere la salsa a una cazuela y cocina a fuego lento durante 2-3 minutos para mezclar los sabores. Prueba y ajusta el condimento con sal o aminoácidos adicionales si es necesario.

5. Sirve sobre tu pasta cocida favorita.

POR RACIÓN (aproximadamente ¼ taza) Calorías: 34; Grasa total: 1g; Proteínas: 1g; Carbohidratos: 3g; Fibra: 1g

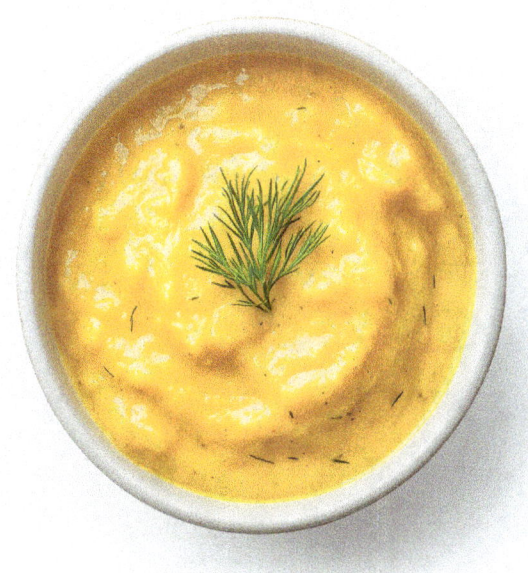

SALSA CREMOSA DE QUESO

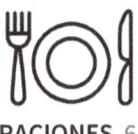 **RACIONES** 6

 **PREPARACIÓN** 10 min

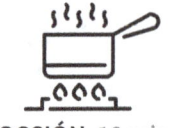 **COCCIÓN** 10 min

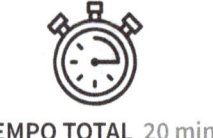 **TIEMPO TOTAL** 20 min

INGREDIENTES

¾ taza de patatas, peladas y cortadas en cubos

¾ taza de batatas, peladas y cortadas en cubos

¼ taza de anacardos crudos (remojo opcional, ver nota)

2 cucharadas de aceite de oliva

¼ taza de agua

1 cucharada de ralladura de limón

2 cucharadas de levadura nutricional

¼ cucharadita de asafétida (opcional, para dar profundidad)

½ cucharadita de sal, o al gusto

POR RACIÓN (aproximadamente ¼ de taza) Calorías: 127; Grasa total: 7g; Proteínas: 3g; Carbohidratos: 11g; Fibra: 2g

PREPARACIÓN

1. En una olla, añade las patatas y las batatas cortadas en cubos, cubriéndolas con agua fría. Espolvorea una pizca de sal y lleva a ebullición. Una vez hierva, reduce a fuego lento y cocina hasta que las verduras estén tiernas, normalmente entre 8 y 12 minutos.
2. Cuando las patatas estén blandas, escúrrelas y colócalas en una batidora. Añade los anacardos remojados (si los usas), el aceite de oliva, el agua, la ralladura de limón, la levadura nutricional, la asafétida y la sal.
3. Bate a máxima potencia hasta que la mezcla quede completamente suave y cremosa. Es posible que necesites parar y raspar los lados para asegurarte de que todo se mezcle uniformemente.
4. ¡La salsa de queso ya está lista para servir! Es excelente como salsa para mojar o para rociar sobre platos como pasta o verduras al vapor.

NOTA

- Para quienes tengan batidoras convencionales, remojar los anacardos en agua tibia durante 2 horas previamente ayudará a conseguir una textura más suave. Simplemente escúrrelos y continúa con la receta. Si tienes una batidora de alta potencia, puedes omitir este paso.

QUESO PARMESANO VEGANO

RACIONES 12

PREPARACIÓN 10 min

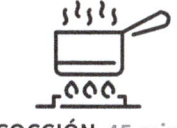
COCCIÓN 45 min

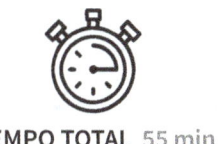
TIEMPO TOTAL 55 min

INGREDIENTES

1 taza de almidón de patata

¼ taza de aceite de coco refinado, derretido

½ taza de leche de almendras sin azúcar (o cualquier leche vegetal)

⅓ taza de levadura nutricional

1 cucharada de pasta de miso blanco

1 cucharada de ralladura de limón fresca

1 ½ cucharaditas de sal

PREPARACIÓN

1. Combina todos los ingredientes en una batidora de alta velocidad. Bate hasta conseguir una textura completamente suave, raspando los lados de la batidora cuando sea necesario para asegurar una mezcla uniforme.

2. Engrasa ligeramente un recipiente resistente al calor que tenga capacidad para al menos 500 ml y quepa dentro de una cesta de vapor. Transfiere la mezcla del parmesano al recipiente y cúbrelo bien con papel de aluminio.

3. Prepara un montaje para cocinar al vapor llenando una olla grande con varios centímetros de agua y llevándola a ebullición. Coloca el recipiente tapado dentro de la cesta de vapor, cubre la olla con una tapa y deja cocer al vapor durante 35 a 45 minutos. El queso debe estar firme y elástico al tacto, y ligeramente más oscuro de color.

4. Después de la cocción al vapor, retira el recipiente y deja que se enfríe un poco. Si hay condensación en la superficie, sécala con papel de cocina.

5. Refrigera el queso toda la noche para que cuaje completamente. Si es necesario, pasa un cuchillo por los bordes del recipiente para despegar el parmesano antes de desmoldarlo.

6. Da forma al parmesano como una cuña rústica marcándolo con un cuchillo y rompiéndolo a lo largo de las líneas marcadas para darle un aspecto natural.

7. Disfruta de tu parmesano vegano rallándolo o cortándolo en láminas sobre tus platos. Se puede conservar en la nevera hasta dos semanas o congelar durante tres meses en un recipiente hermético.

POR RACIÓN (aproximadamente 2 cucharadas) Calorías: 115; Grasa total: 5g; Proteínas: 1g; Carbohidratos: 14g; Fibra: 1g

QUESO CREMA DE TOFU

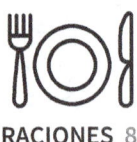
RACIONES 8

PREPARACIÓN 10 min

COCCIÓN n.z.

TIEMPO TOTAL 10 min

INGREDIENTES

200 g (7 oz) de tofu extra firme

2 cucharadas de levadura nutricional

1 cucharadita de ralladura fina de limón

¼ de cucharadita de sal marina

1 cucharada de eneldo fresco finamente picado (o congelado y descongelado)

2–4 cucharadas de leche vegetal sin endulzar

POR RACIÓN (aprox. 2 cucharadas)
Calorías: 32; Grasa total: 1,7g;
Proteínas: 3,9g; Carbohidratos: 0,3g;
Fibra: 0g

PREPARACIÓN

1. Desmenuza el tofu y presiónalo para eliminar el exceso de humedad. Si no está prensado, envuélvelo en un paño limpio y coloca algo pesado encima durante 10 minutos.

2. Llévalo a una licuadora o procesador junto con la levadura nutricional, ralladura de limón, sal, eneldo y 2 cucharadas de bebida vegetal. Licúa hasta obtener una mezcla suave, raspando los lados si es necesario.

3. Ajusta la textura agregando más bebida vegetal, una cucharada a la vez. Prueba y ajusta el sabor: más levadura para un gusto más "quesoso", más ralladura para frescura o más eneldo si prefieres un toque herbal.

4. Transfiere a un recipiente y refrigera al menos 2 horas para que tome cuerpo y los sabores se integren.

5. Guarda en un recipiente hermético en la nevera hasta 1 semana. Remueve antes de usar si es necesario.

NOTA

• Para una pasta más firme y rica, puedes añadir 2 cucharadas de aceite de coco al mezclar los ingredientes. Esto ayuda a que la mezcla se afirme mejor al enfriarse. Sin embargo, ten en cuenta que aumentará el contenido de grasa.

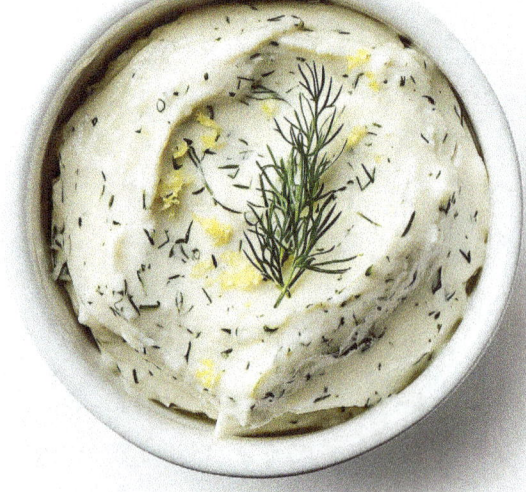

MAYONESA DE ANACARDOS

  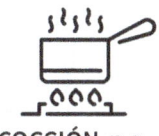 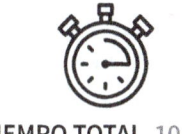

RACIONES 1 taza aprox. **PREPARACIÓN** 5 min **COCCIÓN** n.z. **TIEMPO TOTAL** 10 min

INGREDIENTS

1 taza de anacardos (remojados durante 2–4 horas y escurridos)

1 taza de agua

½ cucharadita de sal

½ cucharadita de miel (o jarabe de arce para opción vegana)

1 cucharadita de semillas de chía

Opcional: ralladura fina de ½ limón, para un toque más fresco

DIRECTIONS

1. Coloca todos los ingredientes en una licuadora de alta potencia o procesador de alimentos. Licúa a velocidad alta hasta obtener una mezcla suave y sedosa, raspando los lados según sea necesario. Ajusta el sabor al gusto—puedes añadir más sal, ralladura de limón o endulzante si lo deseas.

2. Refrigera durante 30 minutos antes de servir, para que las semillas de chía espesen la mezcla y los sabores se integren.

3. Guarda en un recipiente hermético en el refrigerador por hasta 5–6 días. Remueve antes de cada uso, ya que puede ocurrir una ligera separación.

POR RACIÓN (aprox. 2 cucharadas) Calorías: 90; Grasa total: 6,4g; Proteínas: 2,9g; Carbohidratos: 5,6g; Fibra: 0,8g

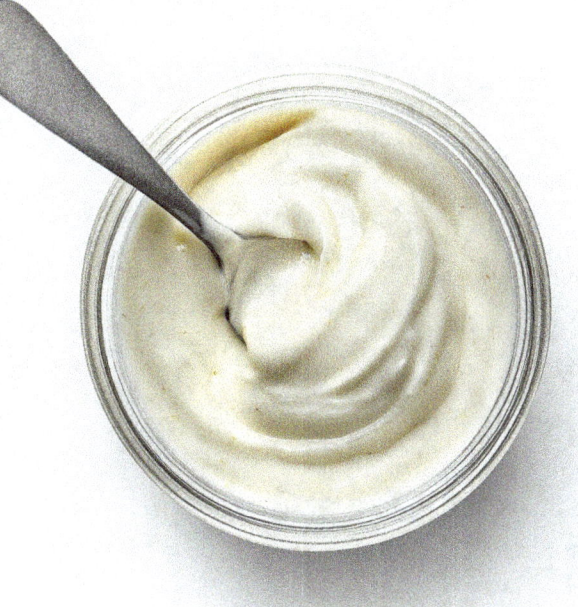

SIROPE DE DÁTILES

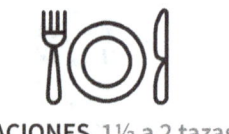
RACIONES 1½ a 2 tazas

PREPARACIÓN 15 min

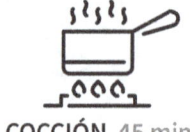
COCCIÓN 45 min

TIEMPO TOTAL 1 h 15 min

INGREDIENTES

450 g de dátiles Medjool sin hueso (aprox. 2½ a 3 tazas compactadas)

3 tazas de agua hirviendo (más si es necesario)

PREPARACIÓN

1. Coloca los dátiles en una cacerola y vierte el agua hirviendo sobre ellos. Deja en remojo durante 15 minutos.

2. Una vez que estén suaves, lleva la mezcla a ebullición y luego reduce el fuego para que hierva a fuego lento. Cocina durante 15 minutos, machacando los dátiles de vez en cuando y removiendo para evitar que se peguen. La mezcla debe tener una textura similar a un puré de manzana suelto.

3. Deja enfriar un poco y transfiere la mezcla a una bolsa para leche vegetal o a una gasa colocada sobre un bol. Exprime todo el líquido, dejando atrás la pulpa.

4. Vuelve a colocar el líquido colado en la cacerola y cocina a fuego bajo durante 20–30 minutos, removiendo con frecuencia, hasta que espese con textura de jarabe. Si queda muy espeso, agrega un chorrito de agua para aflojarlo.

5. Deja enfriar completamente y guarda en un frasco cerrado en el refrigerador por hasta 2 semanas.

POR RACIÓN (aprox. 1 cucharada)
Calorías: 44; Grasa total: 0g; Proteínas: 0,3g; Carbohidratos: 10,8g; Fibra: 1g

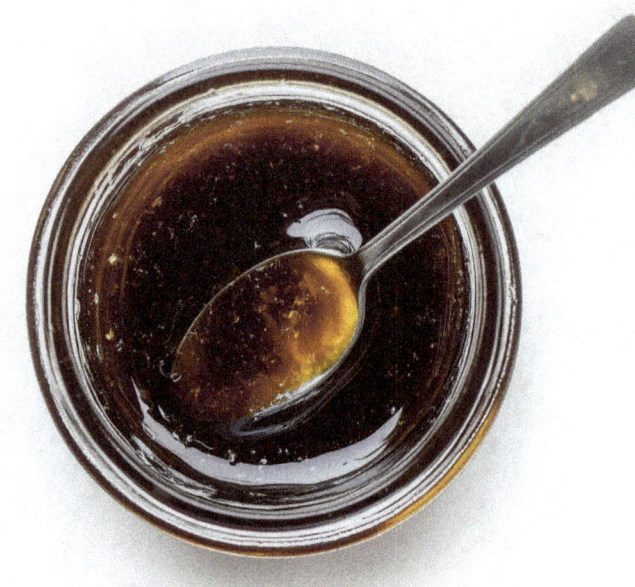

ADEREZO RANCHERO

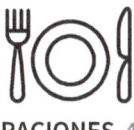
RACIONES 4

PREPARACIÓN 5 min

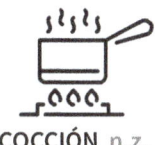
COCCIÓN n.z.

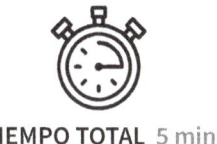
TIEMPO TOTAL 5 min

INGREDIENTES

- ¼ taza de bebida vegetal sin endulzar
- ¼ taza de yogur vegetal natural (de almendra, coco o anacardos)
- 2 cucharadas de eneldo fresco finamente picado
- Ralladura de 1 limón
- ½ cucharadita de sal

PREPARACIÓN

1. Coloca todos los ingredientes en una licuadora o procesador de alimentos. Licúa hasta obtener una mezcla suave y cremosa, raspando los lados si es necesario. Prueba y ajusta la sal o la ralladura de limón a tu gusto.

2. Úsalo de inmediato o refrigéralo durante 30 minutos para intensificar el sabor. Guarda las sobras en un recipiente hermético en el refrigerador por hasta 3 días.

POR RACIÓN (aprox. 2 cucharadas) Calorías: 16; Grasa total: 0,5g; Proteínas: 0,2g; Carbohidratos: 2,7g; Fibra: 0,3g

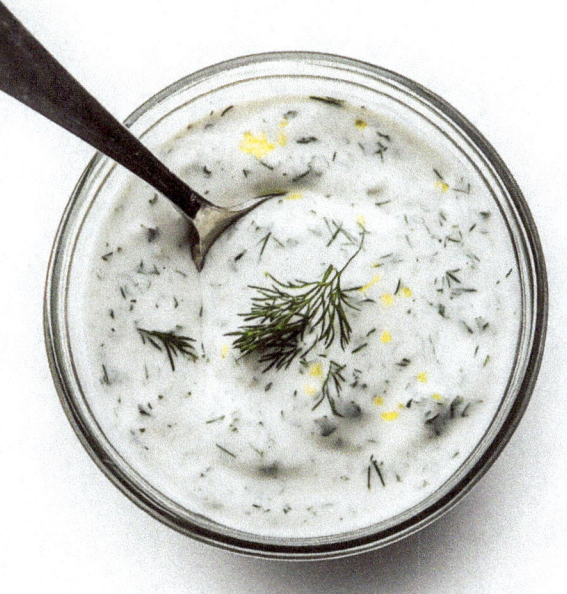

MEDIDAS Y CONVERSIONES

EQUIVALENCIAS DE VOLUMEN (LÍQUIDO)

MEDIDAS ESTADOUNIDENSES	MEDIDAS ESTADOUNIDENSES (ONZAS)	MÉTRICO (APROX.)
2 cucharadas	1 onza líquida	30 mL
¼ taza	2 onzas líquidas	60 mL
½ taza	4 onzas líquidas	120 mL
1 taza	8 onzas líquidas	240 mL
1 ½ tazas	12 onzas líquidas	355 mL
2 tazas o 1 pinta	16 onzas líquidas	475 mL
4 tazas o 1 cuarto	32 onzas líquidas	1 L
1 galón	128 onzas líquidas	4 L

EQUIVALENCIAS DE VOLUMEN (SECO)

MEDIDAS ESTADOUNIDENSES	MÉTRICO (APROX.)
⅛ cucharadita	0.5 mL
¼ cucharadita	1 mL
½ cucharadita	2 mL
¾ cucharadita	4 mL
1 cucharadita	5 mL
1 cucharada	15 mL
¼ taza	59 mL
⅓ taza	79 mL

½ taza	118 mL
⅔ taza	156 mL
¾ taza	177 mL
1 taza	235 mL
2 tazas o 1 pinta	475 mL
3 tazas	700 mL
4 tazas o 1 cuarto	1 L

EQUIVALENCIAS DE PESO

MEDIDAS ESTADOUNIDENSES	MÉTRICO (APROX.)
½ onza	15 g
1 onza	30 g
2 onzas	60 g
4 onzas	115 g
8 onzas	225 g
12 onzas	340 g
16 onzas o 1 libra	455 g

TEMPERATURAS DEL HORNO

FAHRENHEIT (F)	CELSIUS (C) (APPROX.)
250°F	120°C
300°F	150°C
325°F	165°C
350°F	180°C
375°F	190°C
400°F	200°C
425°F	220°C
450°F	230°C

LISTAS DE ALIMENTOS POR NIVEL DE pH

FRUTAS	pH
Bayas de açaí	4.4 a 4.6
Manzanas (Gala, Red Delicious)	4.3 a 4.8
Albaricoques	3.5 a 4.8
Aguacate	6.3 a 6.6
Plátano, amarillo	5.0 a 5.7
Moras	3.2 a 3.6
Grosellas negras	2.8 a 3.6
Arándanos	3.5 a 4.3
Zarzamoras híbridas (Boysenberries)	3.2 a 3.6
Melón cantalupo	6.1 a 6.6
Cerezas	3.2 a 4.5
Clementinas	3.2 a 4.0
Arándanos rojos	2.3 a 2.5
Dátiles (Medjool, Deglet Noor)	5.4 a 5.7
Fruta del dragón	5.0 a 5.4
Bayas de saúco	3.5 a 4.5
Higo, Calimyrna	5.0 a 5.9
Pomelo	2.9 a 3.3
Uvas	3.3 a 4.2

Grosellas	2.8 a 3.3
Guayaba	2.9 a 4.9
Manzana verde (Granny Smith)	3.3 a 4.0
Jaca	4.6 a 5.2
Azufaifa	4.6 a 5.2
Kiwi	3.1 a 4.0
Kumquat	3.6 a 4.8
Limón	2.2 a 2.4
Ralladura de limón	5.0 a 5.7
Lima	2.0 a 2.8
Ralladura de lima	5.0 a 5.6
Lichi	4.4 a 5.6
Mangos	3.4 a 4.8
Melones	5.4 a 6.6
Moras de morera	3.4 a 4.4
Nectarinas	3.9 a 4.1
Aceitunas, negras	5.4 a 6.5
Aceitunas, verdes (fermentadas)	3.6 a 4.2
Ralladura de naranja	5.5 a 6.0
Naranjas	3.1 a 4.1
Papaya	5.2 a 5.7
Melocotones	3.3 a 4.2
Pera (Bartlett, Forelle)	4.0 a 4.6
Pera asiática	5.3 a 5.7
Pera Bosc	5.1 a 5.3
Fruta de la pasión	2.8 a 3.2
Piña	3.2 a 4.0
Fresas de piña	3.0 a 4.0
Plátano macho	4.9 a 5.5
Ciruelas	2.8 a 4.4
Granadas	2.9 a 3.2
Ciruelas pasas	3.6 a 3.9
Calabaza	5.0 a 5.5

Membrillo	3.3 a 4.4
Pasas	3.5 a 4.5
Frambuesas	3.2 a 3.7
Guanábana	3.8 a 4.3
Carambola	2.5 a 3.7
Fresas	3.0 a 3.8
Mandarinas	3.2 a 4.4
Sandía	5.2 a 5.8

VERDURAS Y HIERBAS	pH
Calabaza bellota	5.0 a 6.0
Rúcula	5.8 a 6.0
Alcachofa	5.5 a 6.0
Espárragos	6.0 a 6.7
Brotes de bambú	5.1 a 6.2
Albahaca	5.5 a 6.2
Remolacha	5.3 a 6.6
Pimientos	4.6 a 5.4
Pak choi	6.0 a 6.7
Brócoli	6.3 a 6.5
Coles de Bruselas	6.0 a 6.3
Calabaza butternut	5.5 a 5.9
Col	5.4 a 6.2
Zanahoria	5.8 a 6.4
Coliflor	5.5 a 6.8
Apio nabo	5.8 a 6.5
Apio	5.7 a 6.0
Acelga	6.1 a 6.7
Chayote	6.0 a 6.3
Cebollino	5.2 a 6.1
Berza	6.0 a 6.8

Pepino	5.1 a 5.7
Berenjena	4.5 a 5.3
Endibia	5.7 a 6.0
Hinojo	5.8 a 6.0
Ajo	5.8 a 6.5
Jengibre	5.6 a 6.2
Palmitos	5.0 a 6.7
Rábano picante	5.5 a 6.8
Alcachofa de Jerusalén	5.5 a 6.2
Jícama	5.5 a 6.5
Col rizada	6.0 a 6.2
Colinabo	5.5 a 5.8
Puerro	5.5 a 6.2
Hierba de limón	5.4 a 5.6
Lechuga	5.8 a 6.3
Champiñón	6.0 a 6.7
Hojas de mostaza	5.5 a 6.3
Okra	5.5 a 6.4
Cebolla	5.3 a 5.8
Perejil	5.7 a 6.0
Chirivía	5.3 a 5.8
Guindillas (variedades picantes)	4.6 a 5.4
Patata	5.4 a 6.1
Rábanos	5.5 a 6.0
Ruibarbo	3.1 a 3.4
Colinabo	5.2 a 5.7
Cebolletas	5.3 a 5.8
Acedera	3.5 a 4.5
Espinacas	5.5 a 6.8
Calabacines de verano	5.5 a 6.2
Batata	5.3 a 5.6

Taro	5.0 a 5.5
Tomate	4.2 a 4.9
Nabo	5.2 a 5.9
Berros	6.5 a 7.0
Calabacín	5.7 a 6.1

CEREALES Y LEGUMBRES	pH
Amaranto	6.5 a 7.0
Cebada	5.1 a 5.3
Alubias	5.4 a 6.5
Arroz integral	6.2 a 6.7
Trigo sarraceno	6.0 a 6.5
Garbanzos	6.4 a 6.8
Maíz	5.9 a 7.3
Edamame	6.0 a 6.5
Farro	6.0 a 6.5
Judías verdes	5.7 a 6.2
Kamut	6.0 a 6.5
Lentejas	6.3 a 6.8
Mijo	6.2 a 6.5
Avena (cocida)	6.2 a 6.6
Avena	5.3 a 5.9
Guisantes	5.8 a 6.8
Quinoa	6.2 a 6.8
Centeno	5.8 a 6.2
Sorgo	5.5 a 6.5
Soja	6.0 a 6.6
Espelta	5.4 a 6.1
Teff	5.9 a 6.5
Arroz blanco	6.0 a 6.7
Trigo integral	5.5 a 6.5
Arroz salvaje	6.0 a 6.4

FRUTOS SECOS Y SEMILLAS	pH
Almendras	6.0 a 6.9
Nueces de Brasil	6.4 a 6.8
Anacardos	5.7 a 6.2
Castañas	5.1 a 6.0
Semillas de chía	6.5 a 7.2
Coco	6.5 a 7.2
Semillas de lino	6.4 a 7.0
Avellanas	5.3 a 6.0
Semillas de cáñamo	6.0 a 6.5
Nueces de macadamia	5.2 a 6.2
Nueces pecanas (tostadas)	5.6 a 6.4
Piñones	6.5 a 7.0
Pistachos	6.0 a 6.4
Semillas de calabaza	5.5 a 6.5
Semillas de sésamo	6.6 a 7.1
Semillas de girasol	6.0 a 6.5
Nueces, crudas	5.8 a 6.4
Cacahuetes	6.3 a 6.8

CARNES, AVES, PESCADOS Y MARISCOS	pH
Anchoas	6.3 a 6.8
Ternera (picada)	5.3 a 5.7
Ternera	5.8 a 7.0
Bisonte	5.4 a 5.8
Pollo	5.3 a 6.5
Almejas	6.4 a 6.8
Bacalao	6.0 a 6.7
Carne de cangrejo	6.5 a 7.0
Pato	5.7 a 6.4

Clara de huevo	7.5 a 9.2
Yema de huevo	6.3 a 6.7
Platija (hervida)	6.1 a 6.9
Fletán	5.7 a 6.8
Cordero	5.4 a 6.7
Langosta (hervida)	7.0 a 7.4
Cerdo	5.4 a 5.8
Salmón (fresco)	6.1 a 6.3
Sardinas (frescas)	6.5 a 7.1
Gambas (hervidas)	6.8 a 7.0
Tilapia (fresca)	6.0 a 6.2
Trucha	6.3 a 6.8
Atún (fresco)	5.2 a 6.1
Pavo	5.7 a 6.8
Ternera (lechal)	5.5 a 6.1
Venado	5.5 a 6.0

PRODUCTOS LÁCTEOS	pH
Queso azul	6.2 a 6.9
Mantequilla (sin sal)	4.4 a 5.0
Suero de mantequilla	4.4 a 4.8
Cheddar	5.1 a 5.9
Queso crema	4.5 a 4.9
Queso cottage	4.7 a 5.0
Queso Gouda	5.0 a 5.6
Yogur griego	4.2 a 4.7
Nata para montar	6.4 a 6.8
Helado	5.8 a 6.6
Kéfir	4.2 a 4.6
Leche	6.4 a 6.8
Mozzarella	5.1 a 5.4

Parmesano	5.2 a 5.9
Queso ricotta	5.1 a 5.4
Nata agria	4.4 a 4.8
Suero	5.6 a 6.6
Yogur	4.0 a 4.5

OTROS	pH
Néctar de agave	4.2 a 4.8
Mantequilla de almendras	6.0 a 6.5
Leche de almendras (casera)	6.5 a 7.5
Sidra	2.9 a 3.3
Leche de coco	6.1 a 7.0
Miel de Manuka	3.9 a 4.5
Sirope de arce	5.6 a 7.5
Mayonesa	3.8 a 4.5
Pasta de miso	4.9 a 5.3
Melaza	5.0 a 5.5
Mostaza	3.5 a 4.6
Leche de avena	6.0 a 6.5
Mantequilla de cacahuete	6.0 a 6.3
Miel cruda	3.4 a 4.5
Leche de arroz	6.2 a 7.2
Chucrut	3.5 a 3.6
Leche de soja	6.4 a 7.3
Salsa de soja	4.4 a 5.4
Mantequilla de semillas de girasol	6.0 a 6.5
Tahini	5.5 a 6.0
Tamari	4.9 a 5.2
Tofu	6.9 a 7.2
Pasta de tomate	3.5 a 4.7
Vinagre	2.4 a 3.4

Notas sobre los Valores de pH en los Alimentos

Al gestionar la gastritis, comprender los niveles de pH en los alimentos es crucial. Como se ha comentado en este libro, los alimentos con un pH inferior a 5 pueden activar la enzima pepsina, potencialmente agravando la mucosa estomacal. Reconocer qué alimentos tienen niveles de pH altos o bajos te permite tomar decisiones alimentarias que ayuden a tu proceso de recuperación.

Sin embargo, es importante recordar que los niveles de pH en los alimentos pueden variar debido a varios factores, como la variedad, la madurez, las condiciones de cultivo, el procesamiento y la cocción. Por lo tanto, aunque los alimentos de esta lista han sido analizados, los valores de pH que aquí se indican deben considerarse solo como aproximaciones.

La única manera de conocer el nivel de pH de los alimentos que compras, ya sea en el supermercado o a un agricultor local, es midiendo su pH con un medidor de pH para alimentos o equipos similares. Esto podría significar que necesitas ponerte tu bata de científico y comenzar a realizar pruebas. Sin embargo, puede que no sea necesario llegar a tales extremos, ya que utilizando las listas anteriores de alimentos y considerando factores como la variedad, la madurez y el procesamiento, puedes tomar buenas decisiones dietéticas. Por ejemplo, al comprar frutas, asegúrate de que estén completamente maduras, ya que las frutas sin madurar tienden a ser más ácidas. También, ten en cuenta que diferentes variedades del mismo alimento pueden tener niveles de pH diferentes. Por ejemplo, una manzana Granny Smith es típicamente más ácida en comparación con una Red Delicious.

Además, la forma en que se procesa el alimento puede alterar su pH. Por ejemplo, las verduras enlatadas podrían tener un pH diferente al de las frescas, lo que también puede afectar a su efecto en el estómago. Al comprender estos matices, puedes gestionar mejor tu dieta para minimizar las molestias y promover la curación durante tu recuperación de la gastritis.

REFERENCIAS

1. Teyssen S, González-Calero G, Schimiczek M, S. M. Maleic acid and succinic acid in fermented alcoholic beverages are the stimulants of gastric acid secretion. J. Clin. Invest. 103, 707–13 (1999).

2. Liszt KI, Ley JP, Lieder B, Behrens M, Stöger 2, Reiner A, Hochkogler CM, Köck E, Marchiori A, Hans J, Widder S, Krammer G, Sanger GJ, Somoza MM, Meyerhof W, S. V. Caffeine induces gastric acid secretion via bitter taste signaling in gastric parietal cells. Proc. Natl. Acad. Sci. 114, E6260–E6269 (2017).

3. Harris, J. B., Nigon, K., & Alonso, D. Adenosine-3',5'-monophosphate: intracellular mediator for methyl xanthine stimulation of gastric secretion. Gastroenterology, 57(4), 377–384. (1969).

4. He M, Sun J, Jiang ZQ, Y. Y. Effects of cow's milk beta-casein variants on symptoms of milk intolerance in Chinese adults: a multicentre, randomized controlled study. Nutr. J. 16, 72 (2017).

5. Philip, A., & White, N. D. Gluten, Inflammation, and Neurodegeneration. American journal of lifestyle medicine, 16(1), 32–35. https://doi.org/10.1177/15598276211049345 (2022).

AGRADECIMIENTOS

Estoy verdaderamente agradecido a todas las personas que me han apoyado durante este viaje.

En primer lugar, un enorme agradecimiento a mi familia. Vuestra paciencia y comprensión me han proporcionado el tiempo y el espacio que necesitaba para crear este libro. Vuestro apoyo constante ha sido la base de mi motivación.

Un gran reconocimiento para todos en mi grupo de gastritis. Vuestras historias, desafíos y victorias no solo han inspirado este libro, sino que también han creado un sentido de comunidad que todos compartimos. Este libro es tanto vuestro como mío.

Gracias a mi equipo editorial por vuestros consejos expertos y apoyo constante. Vuestro entusiasmo por este proyecto me ha mantenido avanzando.

Y a ti, lector, que buscas consuelo y curación: estoy muy agradecido por tu confianza. Espero que este libro te ayude en tu camino hacia una mejor salud.

ÍNDICE DE RECETAS

ÍNDICE ALFABÉTICO

SOBRE EL AUTOR

L.G. CAPELLAN es un ex paciente de gastritis crónica y fundador de TheGastritisBlog.com. En 2013, le diagnosticaron gastritis crónica y reflujo biliar, afecciones que sufrió durante años con poco o ningún alivio de los tratamientos convencionales. Frustrado y decidido a encontrar una solución, tomó las riendas del asunto e inició un intenso viaje de investigación para entender y sanar su enfermedad.

Durante cinco años, dedicó innumerables horas a leer y analizar minuciosamente textos médicos, estudios científicos y blogs y sitios web médicos de confianza. Su rigurosa investigación y experiencias personales le proporcionaron un profundo conocimiento sobre la gastritis, permitiéndole desarrollar un programa integral de curación que resolvió con éxito sus problemas estomacales crónicos.

Hoy en día, comparte su sabiduría y conocimientos con otras personas que enfrentan dificultades similares. A través de su grupo de apoyo en Facebook, The Gastritis Healing Group, junto con su informativo blog y su imprescindible libro sobre la gastritis, ofrece orientación, apoyo e inspiración a las personas que buscan superar sus problemas estomacales y recuperar su salud.

Para más información o para contactar con el autor, consulta los datos de contacto en la página siguiente.

CONTACTO Y SEGUIMIENTO

Si deseas ponerte en contacto, compartir opiniones o tienes preguntas, la mejor manera de contactar con el autor es a través del correo electrónico contact@lgcapellan.com. También puedes:

UNIRTE A SU COMUNIDAD EN FACEBOOK:

The Gastritis Healing Group

SEGUIRLE EN REDES SOCIALES:

Facebook - L.G. Capellan

Instagram - @lg_capellan

Twitter - @lg_capellan

EXPLORAR MÁS EN SU BLOG Y PÁGINA WEB:

TheGastritisBlog.com

LGCapellan.com

TAMBIÉN DE L.G. CAPELLAN

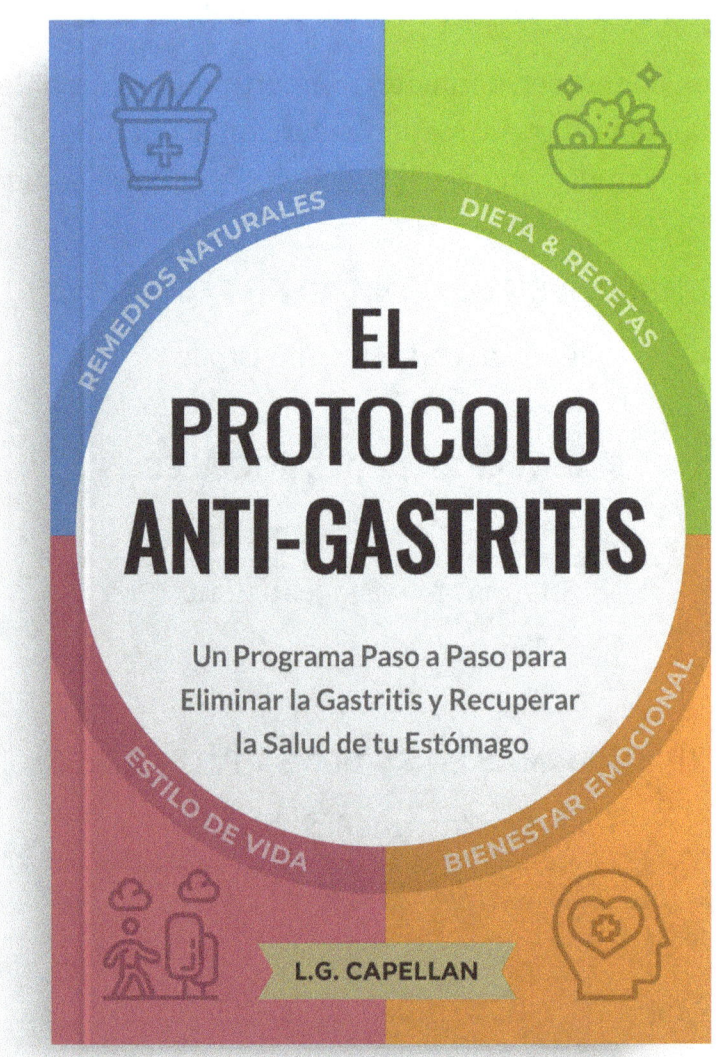

EL PROTOCOLO ANTI-GASTRITIS

Un Programa Paso a Paso para
Eliminar la Gastritis y Recuperar
la Salud de tu Estómago

L.G. CAPELLAN

DESCÚBRELO AQUÍ: